护理实践与转化译丛

护理反思性实践

（原书第5版）

Reflective Practice in Nursing

(Fifth Edition)

[英] 菲利普·埃斯特赫伊岑　著
(Philip Esterhuizen)
甘秀妮　李冬雪　主译

重庆大学出版社

译者名单

主　译：甘秀妮　李冬雪

副主译：黄　苗　彭　倩　孙顺霞　盛孝敏

参　译：陈　思　高　燕　胡鑫源　刘　利　杨睿琦　叶洪敏

周　雯

译者序

护理事业的发展始终伴随着对专业本质的追问与实践智慧的凝练。在现代医学模式深刻变革的背景下，护理实践的价值维度正从技术操作向人文关怀、从经验传承向科学循证、从被动执行向主动创新全面拓展。《护理反思性实践（原书第5版）》一书的引进出版，恰逢其时地为中国护理界搭建起连接理论与实践、个体与团队、传统与创新的桥梁，这部凝结中英护理学者智慧的著作，恰似一面多棱镜，折射出护理专业发展的多维价值。

本书以反思理论演进脉络为轴线，系统梳理了反思性实践在护理教育与临床实践中的独特价值。翻译过程中我们特别注意到，原著对反思理论的阐释突破了西方理论范式，为中国护理语境预留了对话空间。例如，第1章中对反思这一概念和“6C”理论框架的阐释，既契合我国护理教育传统根基，又赋予时代新内涵，将“三基三严”的培养转化为动态反思性实践过程，这种本土化诠释对新入职护士的角色转化具有重要指导意义。

当前中国护理实践中，反思能力的培养已超越方法论层面，成为应对复杂临床情景的核心胜任力。本书提出的“实践 - 反思双向赋能模型”，深刻揭示了临床环境与个体成长的互动关系，该模型与我国优质护理服务示范工程中强调的“以患者为中心”的理念高度契合。当护士将临床困惑转化为反思素材时，既能提升决策精准度，又能在持续改进中构建专业自信。

本书最具突破性的贡献在于将抽象的反思理论具象化为可操作的实践框架。我们在翻译第7章“正念反思五步训练法”时，结合中医情志护理理论进行本土化调适，使正念训练与传统护理智慧形成共鸣。这种跨文化融合不仅提升了护士的心理韧性，还在团队协作中培育出了独特的“群体正念意识”，为构建和谐医患关系提供了新思路。

阶段性目标管理技术的设计对我国护理教育具有重要参考价值。针对护理队伍学历层次多样化的现状，该技术为不同层级护士搭建了个性化成长平台。新手护士通过基础反思框架快速掌握核心技能，资深护士则借助思维跃迁通道实现了从经验型向研究型转变，这种双轨模式可显著提升整体护理质量。

本书在叙事护理领域的探索具有开拓性意义，第3章引入的自传式反思，为护理人员提供了从个体经验中提炼公共卫生议题的方法论，“患者叙事镜像记录”模块的设置具有深远意义，护士通过撰写患者叙事日志，可显著提升其共情能力与人文素养。这种将零散经验系统化的过程，恰与我国护理质量改进计划中强调的“标准化服务”要求相契合。当护理人员能够用叙事视角解构临床现象时，专业认知的立体化升级便成为可能。

另外，书中提到的新媒体在反思性实践中的应用，正好契合我国“互联网+护理”服务的前景。值得强调的是，本书始终秉持批判性反思的“双螺旋结构”，既倡导开放包容的态度，又保持理性思辨的立场。翻译第11章时，团队特别加入我国护理伦理审查制度的相关阐释，确保理论符合本土法规，这种严谨的学术态度，正是推动反思性实践健康发展的重要保障。

本书的翻译过程本身就是一次深度的反思性实践。由13名不同专业背景的护理人员组成的团队，在一年半时间里召开超过30余次专题研讨会，对专业术语进行反复推敲，使译文既保留了学术内涵，又符合中文表达习惯，最终实现专业性与可读性相平衡。

当2025年暮春完成这部译著时，正值“健康中国2030”规划实施的关键阶段。护理事业的高质量发展，需要技术创新硬支撑，更离不开人文精神软实力。本书的价值不仅在于提供反思工具，更在于它倡导的专业态度，将每一次临床接触都转化为学习机会，把每一个实践困境都升华为成长契机。

在此，谨向原书作者菲利普·埃斯特赫伊岑（Philip Esterhuizen）博士致以诚挚敬意，他的智慧为中国护理界打开了新的认知维度。同时感谢所有参与翻译工作的同仁，愿本书成为点燃中国护理人反思火种的引信，共同书写属于这个时代的护理实践哲学。当您翻开这本书时，一场关于护理专业本质的对话已然开启。愿每位护理人都能在反思中遇见更好的自己，因为反思是护理专业生命最美的呼吸节律。

译者团队

2025 年 3 月于重庆

目 录

绪　论

译者：甘秀妮，李冬雪

1. 本书概要

本书致力于通过多元化的个人与专业反思方法，培养护理从业者的临床分析能力。无论您是初入护理行业的新人还是资深的从业者，本书都将为您系统介绍各类反思模型与实践框架，帮助您整合个人经验与专业认知，从而提升临床实践的安全性与有效性。

本书的特色在于将反思能力培养具象化为可操作的方法论：首先，通过拓展反思维度，引导您将个人成长经历融入专业反思，建立终身学习与全方位发展的职业观；其次，提供阶梯式学习路径，让您从基础到进阶，逐步培养批判性思维能力；最后，通过真实临床案例、情境模拟和互动练习，帮助您在反思实践中掌握应对职业不确定性的建设性方法。

第 1 章，溯源反思理论发展脉络，解析其对护理学生、临床新人及资深护士的差异化价值，阐明反思在个人成长、专业发展、患者安全等方面的多维影响。针对国内护理教育现状，特别强调新入职护士掌握反思方法论的迫切性，以及反思对夯实“三基三严”的特殊价值。

第 2 章，突破传统教育边界，探索生活各领域的学习机会，重点培养反思性实践产生的知识转化能力。本章的重点是强调该模式对构建终身学习能力的战略意义。

第 3 章，通过个人叙事与专业身份建构的融合，拓展护理知识获取的多元路径。本章中，创新性引入自传体反思技术，帮助从业者从临床叙事中解析出具有公共价值的社会健康议题，从而实现专业认知的立体化升级。

第 4 章，系统介绍主流反思模型的适用场景与选择策略，帮助您建立结构化反思框架。本章还介绍了这些方法的优点与局限性，以帮助读者做出适当的选择。

第 5 章，探讨如何利用反思促进专业知识、技能与决策能力的跃升，将反思过程喻为“职业蝶变反应容器”，揭示不同阶段的专业成长对反思质量的要求梯度。通过阶段目标分解技术，帮助新手建立基础反思框架，同时为资深从业者设计“思维跃迁通道”。重点阐释过渡性反思空间如何催化知识重构、技能迭代和决策升级。

第 6 章，突破传统单向影响论，建立“实践 - 反思双向赋能模型”。通过临床案例解构护士作为实践主体的能动作用，同时揭示实践环境对个体的反向塑造机制。

第 7 章，融合东方正念哲学与西方反思理论，创建“正念反思五步法”。针对临床常见认知偏差，设计思维觉察训练模块。特别强调在团队协作中培养“集体正念”，将反思实践从个人维度拓展至组织层面。

第 8 章，介绍团队反思方法及护理情感劳动管理策略，创新性提出“情绪残留转化技术”，将护理工作中的情感耗竭转化为专业成长养分。通过结构化团体反思活动设计，提升临床团队的情绪智能和集体韧性。

第 9 章，提供多种临床反思写作技巧与范例，帮助读者将零散经验转化为系统化认知。特别设置“患者故事镜像写作”模块，培养护理人员的叙事同理心和人文关怀能力。

第 10 章，探讨新媒体在反思实践中的应用前景与注意事项。

第 11 章，揭示批判性反思的“双螺旋结构”，培养护士对临床经验的深度分析与评价能力。

2. 本书特点

英国护士和助产士委员会（Nursing and Midwifery Council，NMC）针对护理及助产不同注册领域制定了严格的职业能力标准，这些标准构成了安全有效专业实践的核心基准。本书全面融入 2018 年新版标准要求，为读者提供符合行业基准的专业发展框架。

文本研读并非是唯一的学习路径。为此，本书通过多元化的教学设计，包含案例研习、情景模拟、概念导图、延伸阅读及拓展资源，着力培养两项核心能力，即自主学习能力与理论实践转化能力。需要特别说明的是，读者需建构个性化的学习策略体系，掌握“元学习”方法论，方能最大化吸收知识养分。本书的定位是专业成长的思维导航仪，而非提供标准答案的百科全书，旨在为您的学习旅程构建认知脚手架。

本书中的实践活动将帮助您深入理解并系统学习所呈现的知识内容。部分活动要求您反思护理实践中的具体环节、个人实践经验，或工作中遇到的人物与场景。反思是护理人员的核心技能，它不仅能帮助您理解周遭环境，还能帮助您发现改进工作的潜在方向。其他活动则着重培养核心的职业能力，例如，培养批判性思维以质疑既定观念，或训练信息检索能力以高效查找可靠证据，进而在复杂紧急的情景下做出循证决策。沟通与团队协作是贯穿护理工作的核心要素，部分章节将引导您审视自身沟通方式，助力这些核心技能的提升。通过构建批判性分析能力、培养循证实践思维、强化人际协作效能，本书中的活动将为您的职业发展奠定坚实基础。

所有活动均要求您暂停文本阅读，深入思考提出的问题，并借助互联网等资源展开自主探究。每章末尾提供的参考提纲将辅助您更深刻地理解个人反思与独立学习的成果。若能在查阅参考提纲前尝试独立完成，您将从活动中获益良多。谨记：学术深造必须依托自主学习，仅靠课堂听讲远不足以支撑学业成功。这些活动设计旨在深化您对核心议题的理解，同时培养您独立钻研能力。

建议您将这些实践纳入个人发展计划（personal development plan，PDP）或成长档案中。完成每项活动后，在档案中开辟对应技能板块（如“危机决策”“跨专业沟通”），记录实践心得与改进方案，并定期回顾档案，通过时间轴观察核心能力发展曲线，针对自评薄弱环节，集中进行专项活动训练，配合临床带教老师反馈形成提升闭环。

本书末尾附有参考文献，精选了护理研究经典文献及前沿综述，可指导您如何将学术成果应用于临床场景。

我们期待本书能成为您临床能力跃升的催化剂，助您构建“风险预警 - 尊严维护 - 质量改善”的立体化护理决策框架。当您运用书中工具成功化解伦理困境、创新服务模式时，便实现了对护理本质的深刻诠释。

临床之路道阻且长，然反思之光永照前程。愿您以本书为舟，在循证实践的浪潮中破浪前行！

第 1 章 反思和反思性实践的定义

译者：李冬雪，叶洪敏

基于《未来护士：注册护士的能力标准》，本章将介绍以下宗旨和能力标准：

宗旨 1：成为一名负责任的专业人员

在申请注册时，注册护士应当能够：

1.3 恪守勇气准则，保持执业透明度，主动履行不良事件报告义务。能够识别并上报可能导致患者不良结局的临床情景、行为偏差或操作失误。

1.17 持续进行自我反思，主动寻求并回应支持与反馈，不断提升自身的专业知识和技能。

宗旨 6：提高护理安全和质量

6.3 严格执行区域性及国家级风险评估规范，按照医疗风险管理制度要求，规范实施风险评估、过程管控与事件上报，确保采取符合诊疗规范的应对措施。

章节目标

通过本章的学习，您将能够：

1. 阐述反思与反思性实践的内涵；

2. 解析反思在护理实践中的核心价值；

3. 明确反思对个人、职业、患者、医疗机构运作及全民健康产生的积极影响；

4. 掌握《护士执业守则》（简称《NMC 守则》，2018b）的核心条款；

5. 理解护理职业责任和反思实践的关联机制，及其与护理的“6C”原则的内在联系；

6. 明确影响护士执业范围的相关法律法规；

7. 初步探索个人反思和职业反思的多元模式。

一、引言

场景 1.1　希瑟（Heather）对专业实践的思考

希瑟在心理护理专业学习的第二年接受了社区学习障碍护理实习，虽然整体实习经历令她获益良多，但当面对独立居住的残障人士出现情绪危机时，她仍倍感压力。希瑟的带教老师芭芭拉（Barbara）非常忙，因此，希瑟常将临床困惑带回住处反复思考。

昨天，希瑟和芭芭拉看望了 25 岁的杰克（Jack），他是一名孤独症患者，为了获得更多的独立空间，他已经搬出了家。这是芭芭拉第一次见到杰克，因为他之前一直由另一名护士莫（Mo）在照顾。护理评估的过程中，芭芭拉重点核查了杰克对新环境的适应情况及家庭食物储备情况。杰克给芭芭拉和希瑟沏了一杯茶，她们聊起了本周的生活点滴。谈话间，杰克谈到了莫，说他非常喜欢他。并提到上周五晚上和朋友们在酒吧聚会时莫还特意来看了杰克，杰克用他的零用钱请大家喝了饮料。在完成其他生活维度的评估后，二人结束了此次家访。

在去开车的路上，希瑟问芭芭拉，护士莫与杰克这样的患者进行社交是否可以接受。芭芭拉说这只是莫帮助杰克融入社会和当地的一种方式，并告诉希瑟不要为此担心。随后便转移话题，讨论下一处家访地点，并径直开车离去。

当晚，希瑟反复回想杰克家访细节与带教老师的反应。希瑟试图思考这种情况，但感到困惑，不知道该怎么办。护士莫是否存在利用职务之便，默许服务对象使用生活津贴为其消费的不当行为？芭芭拉对此事的漠然态度，究竟源于自身对学习障碍科特殊规程认知不足，还是存在同行庇护倾向？在师生权力不对等情景下，如何安全表达执业顾虑？

作为心理健康护理项目的在培学员，希瑟会定期参加由临床督导专家卡里姆（Karim）主持的同伴支持小组活动。在小组活动中，她决定将此伦理困境提交讨论。卡里姆运用反思性提问技术引导思考："当前困扰的情绪根源是什么？""判断存在职业失范的证据链是否完整？""不同干预路径可能引发的专业后果是什么？"通过结构化反思，希瑟最终明确，在学业导师指导下启动正式质疑程序，是符合护士执业伦理的最优选择。

如场景 1.1 所示，尽管我们相信医疗保健专业人员秉持职业善意，并且他们无意伤害服务对象，但实证研究揭示的现实却并不容乐观。一项心理学家开展的针对学习障碍群体心理服务的研究（Hewitt，2014）显示，25% 被转介到心理服务机构的患者曾遭遇心理虐待、性侵害或躯体暴力，其中，13% 的施暴者是工作人员。

以上的案例警示我们，专业能力并非天然免疫于伦理失范，英国米德兰斯塔福德郡 NHS 信托基金丑闻的独立调查报告（Francis，2013）更以惨痛教训证明，漠视照护质量隐患将导致灾难性后果，患者需求被系统忽视，人文关怀缺位，风险预警机制形同虚设。为此，英国卫生部联合首席护理官简·康明斯（Jane Cummins）于 2012 年推出护理核心价值体系“6C”原则，用以重塑专业标准。

通过阅读上面的案例，您可能会有一些疑问：“为什么实习带教老师认为莫和杰克之间的关系是可以接受的？”“为什么实习护士不问社交活动的规则是什么？”“为什么带教老师没有发现希瑟的担忧？”以及“有什么不同的做法？”这正是个人反思的认知起点。无论您处于职业发展的哪个阶段，这种批判性质疑都将成为专业成长的基石。本章将为您阐明反思的概念内涵，并揭示其对护理专业新生和资深从业者的重要意义。通过追溯反思实践的历史渊源和关键发展脉络，本章将帮助您理解反思在护理专业中的核心地位。患者安全、责任担当、同理心培养、医疗差错和临界事件等实践问题，都深受反思实践（或反思缺失）的影响。本章进一步强调了反思对提升专业实践效能、促进专业知识发展的重要价值，这些都与现行法律法规、《护士执业守则》（NMC，2018b），和“6C”原则的要求高度契合。在章节最后，我们将探讨责任担当问题及其与专业反思、个人反思的关系。我们特别设计了多样化的实践活动，包含多个案例研究和情景模拟。无论您是初涉护理领域的新手，还是资深的从业者，这些内容都将帮助您开启反思之旅或深化反思实践。

二、什么是反思?

在过去的几十年里，反思有多种不同的定义：杜威（Dewey，1933）和哈贝马斯（Habermas，1971）认为反思是认识世界的一种工具。然而，两位理论家对反思的结果有不同的看法。杜威认为，反思对于理解世界至关重要，而哈贝马斯则将反思视为一种赋权和政治解放的手段（Moon，2000）。这些观点后来进一步发展，支持通过回顾过往经验来帮助发展隐性知识和直觉认知（Johns and Freshwater，2005）；也有观点认为，经验与对经验的反思彼此交织，构成一个持续循环的体系（Chong，2009）；还有人提出，反思是促使个人及其行为发生转变的变革性进程（Ghaye and Lillyman，2010）；或是将反思视为洞察事情发生过程及背后原因的有效途径（Johns，2013），另外，有观点强调，反思应具备批判性，需着重审视实际护理服务在价值观、标准以及规范层面的相符与相悖之处（de Vries and Timmins，2016）。

虽然反思的正式定义可能看起来相当抽象和学术，似乎有不同的侧重点，但这取决于作者所处的语境（如Dewey，Habermas and Moon）或者特定的护理背景（如Johns，Freshwater，Ghaye and Lillyman），我们应该记住，反思并不罕见。我们在车里、火车上、做饭时、锻炼时、洗澡时、谈话时和谈话后，只要有精力和时间去思考，我们都会进行反思。现在花点时间想想您今天做了什么，完成活动 1.1。

活动 1.1　反思

请花点时间回顾今日的工作内容。您可以整体梳理全天经历，记录脑海中浮现的重点事项，进行优先级排序，并思考以下问题：

- 哪些具体事件具有特殊意义？其原因是什么？
- 在何时何地您对某些问题进行了深入思考？
- 能否追溯到自己思维方式的转变过程？
- 您现在对该议题持何种观点？

本章末尾附有本活动的简要答案。

当完成活动后，您可能已识别出护理行为的替代方案或沟通策略的优化空间。然而，作为一名专业人士，这种“反思”或“思考”可能需要变得更加专注和结构化，以便从我们经历的事情中进行学习。在此过程中，应始终以《NMC 守则》（2018b）

和“6C”原则为价值坐标（关于反思模型的更多信息，请参考第 4 章）。

文献将“隐性知识”称为对某事物有共同的理解，而“直觉知识”是既往经验触发的临床预警机制。在本章开篇的例子中，通过自我反思及与他人交流，尝试理解莫的行为动机及其对杰克的影响。反思作为一种审视自身经验、解释框架及替代行动路径的思维活动，既可即时嵌入实践过程，亦可在事后从容展开。其核心在于保持开放思维，接纳多元解释的可能性。反思要求对体验中的重要维度进行再审视，并探索替代性解释。对于资深从业者而言，由于具备更深厚的知识储备与更广泛的实践经验，其反思往往能触及更深层面。例如，当常规操作引发异常反馈时，反思可能突破即时情景限制，延伸至知识体系、个人价值观、实践模式，乃至对他人价值观与实践的审视。以场景 1.1 中希瑟面临的处境为例，反思可始于对《NMC 守则》（2018b）的研读。该情景尤其涉及守则中“保障安全”与“彰显专业性与诚信”两大核心原则。建议读者细读守则全文，其第一章聚焦风险预警机制，第二章则强调职业行为规范。此外，需考量相关法律框架的适用性，例如《2014 年护理法案》《2006 年保护弱势群体法案》《2005 年精神能力法案》和《2000 年护理标准法案》均可作为分析依据。同时，护理核心价值“6C”原则在此情景中的具象化亦值得探讨。需特别指出的是，尽管“6C”原则构建了护理专业的价值基座，但其实践效能仍高度依赖个体对原则的理解与诠释。“6C”的定义如图 1.1 所示。

您可能需要思考希瑟在此情景中展现勇气的必要性。为何这需要勇气？若您身处希瑟的位置，是否会认为直面问题需展现勇气？原因何在？或许您已意识到，希瑟在归家途中的反思，以及在支持小组中分享顾虑并深化思考的过程，促使她更坚定地明确了最有利于杰克、机构及自身的行动方案。若您面临相同处境，将作何感想？是否会在支持小组中提出此事？原因是什么？请明确界定您认为的问题核心。依您之见，此情景应如何化解？或可采取哪些解决路径？请完成活动 1.2，逐项记录您的反思。

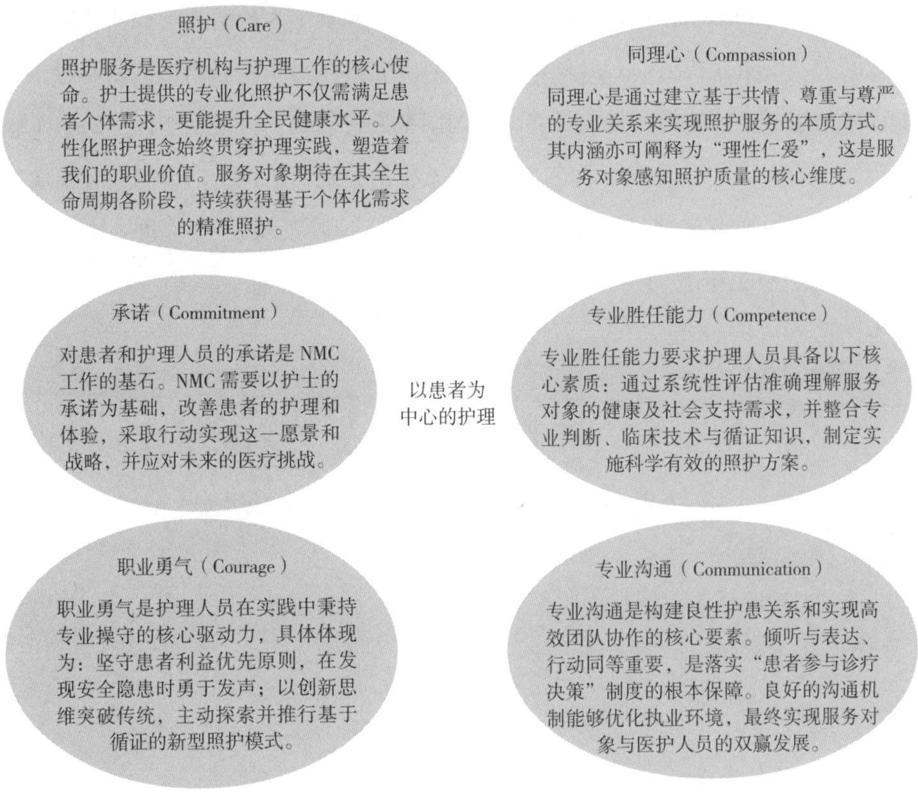

照护（Care）
照护服务是医疗机构与护理工作的核心使命。护士提供的专业化照护不仅需满足患者个体需求，更能提升全民健康水平。人性化照护理念始终贯穿护理实践，塑造着我们的职业价值。服务对象期待在其全生命周期各阶段，持续获得基于个体化需求的精准照护。
同理心（Compassion）
同理心是通过建立基于共情、尊重与尊严的专业关系来实现照护服务的本质方式。其内涵亦可阐释为“理性仁爱”，这是服务对象感知照护质量的核心维度。
承诺（Commitment）
对患者和护理人员的承诺是 NMC 工作的基石。NMC 需要以护士的承诺为基础，改善患者的护理和体验，采取行动实现这一愿景和战略，并应对未来的医疗挑战。
以患者为中心的护理
专业胜任能力（Competence）
专业胜任能力要求护理人员具备以下核心素质：通过系统性评估准确理解服务对象的健康及社会支持需求，并整合专业判断、临床技术与循证知识，制定实施科学有效的照护方案。
职业勇气（Courage）
职业勇气是护理人员在实践中秉持专业操守的核心驱动力，具体体现为：坚守患者利益优先原则，在发现安全隐患时勇于发声；以创新思维突破传统，主动探索并推行基于循证的新型照护模式。
专业沟通（Communication）
专业沟通是构建良性护患关系和实现高效团队协作的核心要素。倾听与表达、行动同等重要，是落实“患者参与诊疗决策”制度的根本保障。良好的沟通机制能够优化执业环境，最终实现服务对象与医护人员的双赢发展。

图 1.1　《NMC 守则》关于“6C”的定义

活动 1.2　批判性思维

再次阅读本章开篇的案例，思考并记录反思在该案例中的具体作用及其重要性，并分析反思如何帮助改进护理决策并提升照护质量。识别案例中涉及的相关法律法规，《NMC 守则》（2018b）的哪些要素以及“6C”中的哪些要点与本案相关。当您已完成对示例相关要素的考量与辨识后，请尝试深化该练习，书面阐明这些要素与案例的适配性，并引用相关文献佐证您的观点。

本章末尾附有本活动的简要答案。

在完成了活动 1.2 之后，现在您可能会对场景 1.1 有不同的看法。尽管该情景可能让您感到压力，但请始终意识到这是一个探索个人价值观与职业及法律责任之间关系的重要机会。在处理此类案例时，尤其是对于经验尚浅的从业者，可能需要设想其他可能性，并与经验丰富的同事进行确认。关键在于区分幻想（您希望发生的事情）与现实（可能或很可能发生的情况）；例如，设想患者或客户的可能反应，或考虑某一行为可能带来的后果。请阅读场景 1.2，进一步理解想象力在反思中的作用，并在阅读后尝试识别其中的一些特征。

场景 1.2　布鲁斯（Bruce）作为新手从业者运用想象力的实践体验

布鲁斯在成人护理专业学习的第二年时，在内窥镜检查室工作。他的主要工作内容是快速完成大量的文件录入，以便让患者完善术前准备。今天布鲁斯和他的带教老师娜奥米（Naomi）在内窥镜手术室工作，他们正在协助做一个结肠镜检查的核查。75 岁的比朱（Biju）是第一个患者，他非常紧张，布鲁斯对其相关检查的文件进行了核查，以确保在正确的患者身上实施正确的准备，比朱同意该程序。随后娜奥米请布鲁斯帮忙安抚比朱，同时她建立了静脉通道并使用了镇静和镇痛药，布鲁斯向比朱讲述了他上大学前的旅行经历和难忘的印度之旅。比朱随即进入麻醉状态，手术开始。

上级医生罗伯特（Robert）打电话给布鲁斯，让他在结肠镜检查的不同阶段报告他观察到的解剖结构。手术快结束时，罗伯特再次给布鲁斯打电话，因为他发现了一处病变，怀疑是肠癌。手术结束后，需要有人在比朱醒来后告知他。布鲁斯曾在外科病房工作过，知道肠癌患者通常都需要行结肠造口术。布鲁斯猜测比朱听到这个消息会感到不安和担心。由于在手术开始时布鲁斯对比朱进行了心理护理，娜奥米建议布鲁斯留下来等到比朱苏醒，比朱在醒来时看到一张熟悉的脸将会有所帮助，同时她请布鲁斯完成他的术后护理，这样当公布坏消息时，布鲁斯也能够在场。

一天快结束时，罗伯特来找比朱谈话，这时，比朱的女儿宾杜（Bindu）也到了。布鲁斯留下来听到罗伯特向家属告知比朱的病情和接下来的治疗方案，他本以为比朱和他的女儿会感到不安，然而出乎他意料的是，他们非常冷静。罗伯特走后，布鲁斯告诉比朱和宾杜，他对这个结果感到非常遗憾。当他们都冲他笑着说这是“因果报应”时，他很惊讶。比朱说他这一生过得还不错，这有助于他来世过得更好。

布鲁斯在回家的路上反思着这个问题，由于比朱的反应与他预期的如此不同，他觉得他需要收集更多关于不同宗教和文化的信息来帮助他的理解。这些知识将帮助他学会如何向不同背景的患者传达坏消息。

在场景 1.2 之后，活动 1.3 要求您反思布鲁斯与比朱的经历。

活动 1.3　反思

- 场景 1.2 中的重要特征是什么，为什么？
- 如果您是一名有经验的护士，您的想法和布鲁斯有什么不同？

本章末附有本活动的简要答案。

在阅读了场景 1.2 并回答了最后的问题后，您会发现运用想象进行思考可以识别一个情景的几个不同部分，以及他们与实践的关系。我们将在第 3 章中进一步探讨想象力在反思中的作用。场景 1.2 也说明了反思事件的重要性。接下来，本章将正式定义反思性实践。

三、什么是反思性实践?

本章开篇已对反思概念进行界定，在此基础上，罗尔夫（Rolfe，2011）进一步指出，反思性实践是一个动态发展过程，其核心在于深化从业者对自身职业身份的认知；贾斯珀（Jasper，2003）则强调，这是通过从业者对自身经验的系统性思考，实现理论与实践的有机联结。舍恩（Schön，1991）指出，对于新手从业者而言，这项活动具有重要意义，它不仅能帮助其理解职业角色的本质，更能为新技能的学习提供认知支架。反思可发生于两种时空维度，即时性的行动内反思与回溯性的对行动反思。理论知识的运用需要双重认知机制，既要以理论框架解析具体问题，又需将抽象理论与具体情景建立映射关系。以行动内反思为例，它要求从业者能在特定情景下即时判断并采取有效行动。在希瑟的例子中，她虽能即时识别问题并尝试介入，但由于知识或信心不足，未能持续推进。而对行动反思则要求从业者对即时决策进行批判性审视，探索其他可能的行动路径，并将这些洞见转化为未来实践的改进依据。这正是希瑟回家后对杰克与莫互动事件的思考过程。除质疑事件本身外，希瑟尚可进一步反思，为何未能坚持与芭芭拉深入讨论？未来可采取何种策略更妥善地表达疑虑？反思往往包含多重探索维度，在希瑟的案例中，她既反思了事件的专业性边界（人际互动是否合规），亦可深入个人层面，审视自身与芭芭拉的沟通方式及改进空间。这正是“6C”核心价值原则中的勇气和沟通的典型应用场景。希瑟是否因政策知识欠缺而怯于发声？是否因与同事的合作关系而回避专业质疑？此类更具个人化的反思要素，正是推动专业成长的关键动力，后续章节将对此展开深入探讨。

至此，我们从“行动内反思”和“对行动反思”转向更注重问题解决的模式，这种模式可以表现为基于规程和程序的理性思考。然而，在处理情景时模仿角色模型的行为是一种非反思性学习的形式（Jarvis，2006）。例如，在执行药物发放时，如果操作者主要通过检查正确的剂量、正确的药物、正确的患者、正确的时间和正确的给药途径来实现药物使用的规范要求，而没有反思性地考虑他们的行为、知识或态度，那么，这将不会促进学习。真正有助于学习的是超越基本操作，审视理解和个人的反应。反思性实践需要对知识和想法进行仔细考虑，这被称为“行动前的反思”和“超越行动的反思”（Edwards，2017）。

如上所述，反思性实践是将实践视为一个整体，由不同的层面和元素组成，而这些层面和元素并非总是可以用理性解释的。个体是独特的，人为因素可能充满不确定性，甚至可能显得混乱。因此，反思性实践建立在经验与直觉性学习的基础之上，这些学习成果往往可能在您需要应对某种情景时才会被意识到。对于一些资深的从业者来说，应对情景可能显得更容易，因为他们有更多的经验可以借鉴，但反思总是需要勇气和承诺的。通过反思性实践将学习带入意识层面，是您在职业生涯的任何阶段发展理解力、技能和能力的重要部分。这一点在理想与现实情况不符时尤为明显，阿吉里斯和舍恩（Argyris and Schön，1978）称之为“信奉理论”与“使用理论”之间的差异。信奉理论构成了规程和程序的基础，指出实践应该如何进行。使用理论可能是潜意识的习惯和实践，也可以是来自反思性实践的专业知识，因此被认为是“行动中的理论”。信奉理论与使用理论之间存在差异的一个例子是：尽管学习并掌握了基于证据的洗手技术（如 Ayliffe 技术），并通过了相关考核，但在繁忙的工作中却走捷径，仅在您认为是“脏”的操作程序后使用完整的 Ayliffe 技术。这种做法虽然不正确，但可能会被错误地认为是“可接受的”。新手从业者有时会注意到“理论”和“实践”之间的差异，甚至会发现不同带教老师之间的差异。通过批判性反思，我们可以意识到自己行为中的这种差异，重新评估我们工作的质量，并发展出可供选择的行为。这是前面所述的勇气和承诺开始发挥作用的地方。批判性反思可能是一个令人不适的过程，在这个过程中，个人开始意识到并面对自己先前无意识的特质、行为或倾向，这可能会带来困扰。通过这种方式，反思性实践可以促进组织成员的学习。

实践经验若未经萃取，便无法转化为真正的专业知识（Eraut，2001）。以护理新手从业者为例，当您与护理助理及带教老师共同完成基础护理操作（如床上擦浴）时，您可能注意到不同执行者的操作差异。但若止步于现象观察而未深入反思差异背后的专业内涵，这些操作将沦为单纯的任务完成，而非护理知识与价值观的具象化表达。此时，这项任务所蕴含的学习和价值观的表述将会丢失。同理，资深从业者在重复性操作中亦需保持反思敏锐度，即通过审视“相同操作中的差异维度”来解析每次实践中运用的知识体系与价值判断，方能突破经验重复的窠臼，实现认知升级。这种动态反思机制，正是区分“简单重复”与“经验学习”的关键所在。

回顾本章前面对反思的定义，其核心皆指向知识建构。解构临床实践经验时，我们需引入大卫·科尔布（David Kolb）在 1984 年提出的体验式学习理论。在他的理论中，他描述了四种学习风格，如图 1.2 所示。

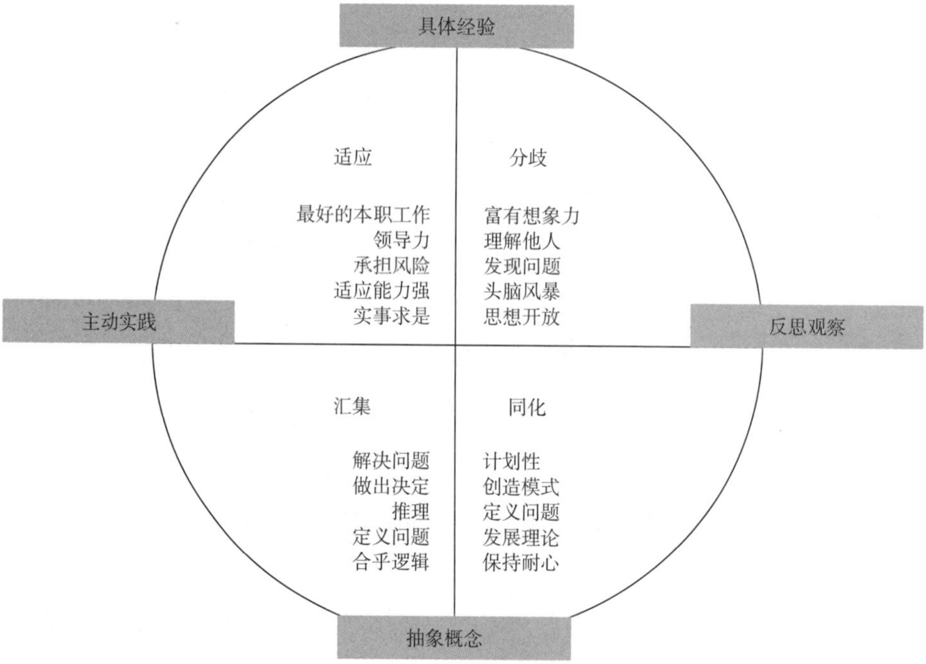

图 1.2　大卫·科尔布的学习周期（摘自 Kolb and Kolb，2013）

从图 1.2 中可以看出，根据科尔布等（Kolb and Kolb，2013）的观点，最佳学习效果通过不断实践与反思两种“模式”来实现。由此可以看出，学习是一个持续不断的螺旋过程，随着您的进步，它会给您提供更加深入的理解和 / 或日益熟练的技能。

现在，通过完成活动 1.4，将一些反思练习的原则应用到您的实践中。

活动 1.4　批判性思维

当您下一次进行实习或护理操作时，试着思考以下几点：

- 这是怎么回事？
- 您在用什么知识？
- 在这种情况下，您利用并阐述了哪些价值观？
- 您在做什么决定？
- 您是如何做出这些决定的？
- 您在尝试不同的东西吗？
- 如果有的话，是什么改变了您的想法？
- 上述内容与“6C”有什么关系？

在这种情况和进一步思考之间留出至少一天的间隔，再问自己同样的问题。

- 您的答案有改变吗？如果有，是如何改变的？
- 您从中学到了什么？

不断问自己这些问题，撰写反思日记来跟踪您的学习和发展是有用的。

使用本章末尾提供的记录形式，可能会对此次活动有所帮助，在这一章的末尾有对这些问题的参考提纲。

作为第二项活动，使用与上述练习相同的情景，完成科尔布的反思周期，记下您在该过程中的起点。请参阅本章末尾的注释来完成这个练习。

第 7 章通过审视反思实践者的构成，再次提出了反思性实践的主题。定义了反思和反思性实践后，本章进一步着眼于反思的发展及其在护理领域的相关性。

四、护理领域中反思性实践的历史与发展脉络

护理学先驱者弗洛伦斯·南丁格尔通过系统性反思得出了具有划时代意义的医院卫生改革方案，这一过程在其著作《护理札记：护理是什么与不是什么》（Nightingale，1969）的序言中得以印证。南丁格尔明确指出："每日精进的卫生知识或者说护理科学，即研究如何使人体保持免于疾病侵袭的状态，或促进疾病康复的学问正获得前所未有的重视"。这一论述可与当代护理反思理论形成深刻共鸣。人们可能会认为，南丁格尔对卫生的解释符合贾斯珀（Jasper，2003）的观点，即反思是通过有意识地思考并将理论和实践联系起来的概念。罗尔夫（Rolfe，2011）将反思性实践视为是理解从业者本质的认知发展过程。研究表明，护理反思的可能性正通过多元知识探索不断拓展。例如，卡珀（Carper，1978）突破传统疾病管理的生物医学范式，揭示了护士通过实践反思构建新护理理论的路径。本纳（Benner，1984）的研究提出，护士如何在临床实践中渐进式发展专业知识体系，沃森（Watson，1988，2008）强调既往临床经验对塑造护理认知的重要作用，倡导通过反思性实践培育创新性见解。舍恩（Schön，1991）认为，反思是深入理解专业人员实践思维本质的关键过程。莫恩（Moon，2000）的专著《学习与专业发展中的反思》为理解反思理论的历史脉络与发展进程提供了系统性的参考。

随着护理教育的变革，反思作为一种教学工具日益受到重视。自 20 世纪 90 年代初以来，反思在护理教育中的作用和贡献越来越受到关注（Pierson，1998）。1994 年，当时的护理监管机构英国护理、助产与健康访视中央委员会（United Kingdom Central Council for Nursing，Midwifery，and Health Visiting，UKCC）明确要求所有护士必须建立学习档案，并将反思列为其中的核心要素（UKCC，1994）。这一要求后来被 NMC 更新完善，在 2017 年的规定中强调对各类学习成果的反思是维持护士专业知识、技能和胜任力的关键，并将其纳入 NMC 的再认证流程（NMC，2017）。近期关于护理未来发展的讨论更指出，决策能力是护士培养教育中的核心要素（Willis，2015）。反思通过评估证据和考量替代方案，帮

助护士做出明智决策。因此，在护理领域，反思已成为贯穿课堂内外的基础性学习方式。

新手和资深的从业者之间的对话是持续反思对话的一部分，通过在这种讨论中揭示新的见解，继续推动护理实践的发展（Johns，2012）。因此，实习护士和经验丰富的实践导师可以通过互动以动态的方式为护理知识做出贡献。例如，对某一情景或主题的已知内容进行质疑和探索，也会使未知内容显现出来，这两者都可以被视为拓宽理解的一部分，同时批判性地考虑哪些价值观被应用于某一情景及其原因。这对于专业发展非常重要，正如您从以下展示学生与实践导师之间对话的案例研究中所看到的那样。

案例研究：学生和带教老师的对话

学生：我从未遇到过有学习障碍的人，我要怎么和他们交流呢？

带教老师：您喜欢别人怎么跟您交流？

学生：我喜欢人们直呼我的名字，也喜欢分享对话题的看法。

带教老师：这是和他人交谈的好方法，请他们告诉您一些关于他们自己的情况，并分享他们的观点。在您即将开展的项目中，您对沟通有什么了解？

学生：我们已经学习了如何使用语言和非语言沟通建立治疗关系和同理心，以及如何使用“6C”。但我不确定他们会如何回应。

带教老师：我们不知道其他人会如何回应，但是我们必须从他们那里得到线索。您最关心的是什么？

学生：我担心会让他们感到不安，又不知道该如何应对。

带教老师：避免这种情况的一种方法是学会解读情感暗示，也就是所谓的“情商”。当您能够感知他人的情绪反应时，就能更好地理解他们的感受和对谈话内容的反应。我刚做护士时也很怕和病人交流，因为性格内向。虽然现在依然内向，但我学会了通过关注他人感受来超越自我局限，这就是情商的体现。

学生：我记得我们上过关于情商的讲座，还看过同理心的教学视频。

带教老师：从今天开始和我们的一位住院患者进行交谈，了解彼此的一些情况。可以先聊聊您的兴趣爱好，再问问对方的。之后重温课堂笔记，结合今天的实践进行反思，明天我们再讨论您的反思体会。

学生和带教老师的对话的案例研究说明了反思和反思性实践是发展专业知识的重要途径。“苏格拉底式提问”，即引发思考的提问，是这一学习过程中不可或缺的部分。通过反思来发展护理理解和知识的理念，为护士和患者带来了益处，接下来将探讨其中的一些好处。

五、反思的优点

反思既能帮助我们确认有效行为的合理性，也能激发对偏差行为的修正意识。它使我们能够将成功的策略应用到新情景中，从而持续发展这些策略。同样，当反思揭示了行为缺陷时，它既可规避同类情景下的错误重现，又可催生替代性的修正方案。它可以帮助您识别操作失误根源及未遂事件的诱因，这与弗朗西斯报告（Francis，2013）强调的患者安全改进路径形成呼应，构建“预防 - 学习”的闭环系统。从这个角度来看，通过反思既强化专业自信，又清晰界定能力边界。如图 1.3 所示，反思效益呈现了个人、组织和患者三方面的辐射效果。

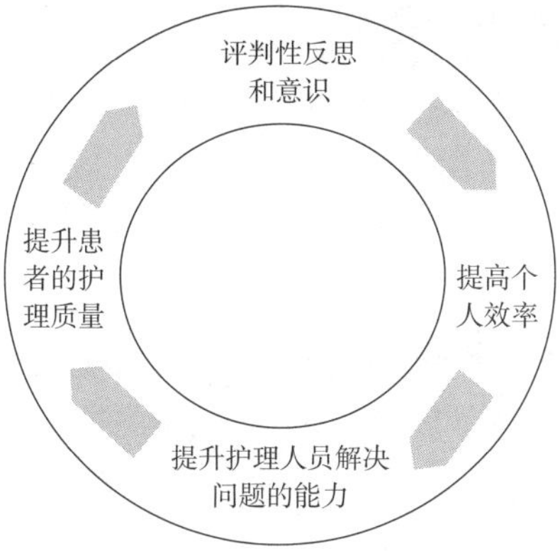

图 1.3　从个人、组织和患者的反思中获益

反思意味着让熟悉的事物变得陌生，或者以全新的视角看待它（Abrandt Dahlgren et al.，2004）。通过在护理课程中全程运用反思，您将能够绘制出您在解决问题和护理患者方面效能的发展图。同样，作为一名资深的从业者，反思有助于您重新评估您在解决问题和管理患者护理方面的个人效率。组织受益于个人技能的提高，同样适用于接受这项服务的患者。因此，您所进行的反思会在您的整个职业生涯中体现出来。完成活动 1.5，该活动将引导您更深入地思考反思实践的诸多益处。

活动 1.5　反思

作为一名实习护士，您需要学习临床技能，想想您学的第一个技能。

- 学习这项技能的亮点是什么？
- 遇到了哪些问题？
- 您如何处理任何现存的或潜在的问题？
- 您当时对学习这项技能有什么感觉？
- 当您第一次和真实的人一起实践时，您感觉如何？
- 您的实践在现场环境中有变化吗？如果有，为什么？
- 通过对这些问题进行反思后，您对您现在的技能练习有什么看法？
- 您从中学到了什么？

如果您是一个经验丰富的从业者，考虑同样的关于决策和管理技能的问题。

本章末附有参考提纲。

通过完成活动 1.5 并评估您对某项技能的学习情况后，您将对自身的知识和能力有更清晰的认识。这些是您个人责任和问责的重要方面。接下来，我们将探讨问责与反思之间的关系。

六、问责和反思

根据《NMC 守则》（2018b），护士和助产士需持续更新专业知识以确保提供安全有效的临床服务。在职业准则框架内执业，是护理专业行为标准的重要组成部分。正如前文所述，单纯接收新信息并不等同于形成真知，必须通过反思将新概念内化并转化为实践智慧。因此，若要持续保持专业能力，对知识进行系统性思考与反思，以及审视自身实践行为，应成为护士职业责任的核心组成部分。场景 1.3 和场景 1.4 通过展示了曼迪（Mandy）的职业责任和莎拉（Sarah）的职业担当，阐释了如何在实践中通过反思性学习深化对这些维度的理解，阅读场景 1.3 后，请在活动 1.6 中完成以下任务：识别需重点反思的实践环节，制订基于反思的改进方案，分析反思结果对专业决策的影响机制。

场景 1.3　曼迪的责任

曼迪目前正处于护理专业学习的第二年，她一直在一个日间手术病房工作，该病房包括准备区、病房和手术室，病房电话是中心联络点。病房里人员较多，电话响个不停，有家属询问病人出院情况，也有医生询问相关信息。其中有一个电话，是一位医生让曼迪与手术室的工作人员进行沟通，告诉他们下午安排的手术明细中，需要提前准备一些特殊器械。不幸的是，曼迪被一个呕吐并需要她帮助的病人分散了注意力，她忘记了传递信息。

下午手术开始的时候，手术室护士非常生气地打来电话，问为什么关于特殊器械的信息没有提前沟通，由于器械没有及时准备好，导致病人的手术被临时取消。向病人道歉的手术医生非常生气，而手术室的工作人员对手术医生表现出的低效率感到非常沮丧。病房护士长也想知道是谁接到了电话但却没有给手术室传递信息，当曼迪意识到是她时，感到非常自责，同时也在思考下一步该怎么办。

活动 1.6　反思

- 如果您是曼迪，您会怎么想，您会反思什么，您会怎么回应？
- 场景 1.3 与“6C”有什么关系？

参考提纲见本章末。

现在考虑曼迪在同一科室实习的另一天。阅读场景 1.4 和活动 1.7 后，请确定您可能需要反思的方面，以及您可能学到了什么。

场景 1.4　谁的责任？

曼迪与她的带教老师莎拉一起在日间手术病房工作。那是一个星期五，做完手术的患者都着急回家。曼迪正在为一名接受了痔疮切除术的妇女办理出院手续。痔疮切除术后切口部位伤口疼痛，因此，曼迪在办理出院时同时也开具了处方镇痛药。但是这种镇痛方式在哮喘患者中是禁忌，因为它可能会诱发哮喘发作。当曼迪检查药物并与患者交谈时，她意识到这名妇女有哮喘病史，尽管她没有定期服用药物。虽然如此，曼迪还是将此事提请了她的带教老师，并解释说该药已经开具处方，以及她发现了有关其禁忌证的信息。曼迪后来反思如果她没有注意到这一细节的话将会产生什么后果，她会像上一次一样对此负责吗？如果这个女患者后来真的哮喘发作，谁对此负责呢？

活动 1.7　反思

• 如果您是曼迪，这种情况下您会反思什么？

• 如果您是莎拉，这种情况下您会怎么想？（如果您是一名新人，请跳过这个问题）

• 在场景 1.4 中，责任和问责是如何分配的？

• 曼迪从这种情况中学到了什么？

• 莎拉从这种情况中学到了什么？（如果您是新人，请跳过这个问题）

本章末附有参考提纲。

场景 1.3 和场景 1.4 可能有助于您更清楚地了解责任和问责之间的一些区别，以及反思在帮助理解这一方面的作用。然而，重要的是，要注意责任和问责是相辅相成的，尽管在上述例子中两者被分开讨论，但我们要对自己的行为负责。这一点在进行护理实践中尤为重要，因为在实践中两者之间的界限有时不是那么清晰。同样，作为一名资深的从业者，反思未遂事件对于调整实践也很重要。接下来，本章将探讨有助于此的个人反思和专业形式的反思。

七、个人和专业形式的反思

写日记是发展反思性学习的一种方法（Chirema，2007）。私人日志或博客，已经成为一种流行的识别学习内容的方式。这通常是个人行为，只有在进展回顾中分享或用于作业内容时才会进入公共领域。这构成了学习证据组合的一部分。近年来，参加护士预备课程的学生可能会被要求通过在线电子档案上传学习心得。例如，PebblePad，使用不同的模板（如结构化反思、博客和简历）来对应课程的不同方面。导师只有在学生分享时才能查看这些信息。使用数字媒体进行反思的问题将在第 10 章中详细探讨。在您的预备课程中，您会被要求反思各种情景和案例，就像本书中的活动一样。您可能会被要求以个案研究的形式来反思您的作业，其中可能包括对您行为的回顾以及对患者护理的贡献。完成活动 1.8，作为开始思考记录反思性学习的一种方式。反思性写作的问题将在第 9 章详细讨论。

活动 1.8　记录反思

想想您的护理计划都包括了哪些内容，写下您在这些方面的进展。如果您是一名有经验的从业者，思考一下您职业发展的主要因素，并写一篇关于您进步的反思。

本章末尾附有本活动的参考提纲。

对于资深的从业者来说，反思涉及思考护理身份并重构经验，以确定如何进步（Lindsay，2006）。作为一名护理新人，您可以通过进行同样的过程来发展自己的职业身份，这种类型的反思涵盖了以下方面：自尊、希望、控制、弱点、接受、失败和坚持（Daley，2001）。例如，护理一个临终的患者可能会引发我们对自己生命终结的思考。通过审视我们如何处理失去来重构经验，可能提供一种在临终和他人经历的背景下解读失去的方式。这可能会激发反思性思考，考虑可能的行动方案来帮助他人面对丧失。反思性写作可以记录在私人日记中，并在这种“思考过程”中私下进行。专业形式的反思可以单独进行，也可以通过临床督导或行动学习等不同方式在小组中进行。第 8 章更详细地探讨了与他人一起反思的不同形式。

小结

本章系统阐述了反思与反思性实践的概念内涵，并深入剖析了反思在现代护理实践中的核心价值及其现实意义。通过精心设计的实践活动，引导护理初学者与成长型护士对临床思维和实践行为进行系统性回顾，从而培养其将反思能力融入安全、高效的护理实践与临床决策之中。书中提供的典型案例生动展现了反思性实践的多重效益，特别是反思与职业责任之间的内在关联，促使读者深入思考如何在行业规范框架下，将反思性学习与临床实践有机结合。关于反思与反思性实践的多元模式及其具体应用，将在后续章节作进一步专题探讨。

参考提纲

活动 1.1　反思

您的答案可以从以下几个方面来思考：

- 起床；
- 在家与他人互动；
- 上班途中的经历；
- 工作重点；
- 完成工作；
- 回家。

在识别重要事件及其意义时，最初引发您注意的往往是情绪反应，如焦虑、满足或愤怒等。这些情绪信号促使您追溯其根源，可能是某个已做出的临床决策，或是当前面临的决策困境。基于这种情绪觉察，您可以对情景展开系统性重新评估。

活动 1.2　批判性思维

在案例沟通中，反思的作用是帮助希瑟理清自身感受，并通过规范流程客观评估可行方案，从而有效保障杰克的权益。她对杰克与莫护士相处情形的不安，正是需要深入审视的警示信号。根据英国《2014 年护理法案》《2006 年保护弱势群体法案》《2005 年精神能力法案》和《2000 年护理标准法案》的规定，照护者均有责任维护服务对象的利益。2012 年，英国国家卫生与临床优化研究所（NICE）指南《成人孤独症谱系障碍：诊断和管理》建议，医疗保健专业人员应提供促进社会融合和最大限度减少社会隔离的活动。因此，可以认为莫与杰克去酒吧的意图符合 NICE 的建议。然而，莫与杰克的活动不会被视为专业行为。从《NMC 守则》（2018b）的角度来看，有关促进专业精神的条款（特别是第 20.1、20.5、20.6、20.8 和 21.1 条）认为，利用服务用户，违反职业界限和接受礼物是严重的违规行为。根据《NMC 守则》（2018b）关于保护安全的法规条款（特别是第 16.1、16.3、17.1、17.2 和 17.3 条），希瑟有义务根据 NMC 守则中关于保障安全的部分进行上报，鉴于芭芭拉未重视此事，作为实习护士的希瑟应参照“疑虑升级政策”，向导师或临床联络教员寻求指导。

活动 1.3　反思

布鲁斯可能会思考场景 1.2 中的重要特征，包括：

• 病情告知；

• 比朱的应激反应；

• 多元宗教文化认知。

布鲁斯通过情景推演设想了几个认知盲区：

• 患者对病情告知的可能反应；

• 如果比朱询问检查结果时的应对策略；

• 后续诊疗流程的开展；

• 自身宗教文化知识不足可能产生的影响。

如果您处于布鲁斯的位置，您会反思哪些特征？

作为一名资深的护士，您的反思维度可能更聚焦于：

• 当前情景下的职业责任边界；

• 提供跨文化支持时的分寸把握。

需要特别考量：

• 患者家庭对病情变化的接受度；

• 现有文化认知是否足以理解比朱的反应。

本训练的核心目标是培养专业自我认知能力，其理论基础可追溯至《NMC 守则》（2018b）中要求。例如，第 2 节“以患者为中心”第 2.1、2.2、2.3、2.4 和 2.6 条，强调医患协作与健康自主权，第 20.7 条，要求专业人员避免个人信仰干预诊疗。

活动 1.4　批判性思维

第二个活动是基于护理情景设计，运用科尔布的反思循环模型展开实践。具体实施步骤包括：首先，该情景下的实际经历以及所涉及的具体“行为”，这意味着您将从循环模型的顶端“具体经验”开始，建议用要点形式简要记下您所做的事情。

然后，通过回顾事件发展和评估其执行过程，转入“反思性观察”环节。思考要点包括，操作时的情绪感受如何？“哪些环节符合预期？哪些环节存在挑战？”建议对照前一步的记录逐条分析，用不同颜色标注差异点。

下一步，您要思考从这段经历中学到了什么，这样做的时候，您就开始进入了“抽象概念化”阶段。在这个阶段，确定您想要关注的要点，并注明您为什么想要关注这些要点（通常这与您预期不同的事情或您对活动中的某些部分感到不确定有关）。问问自己为什么这些要点很重要，并试着为自己找到答案。可以参考诸如《NICE 指南》、《NMC 守则》（2018b）、《英国国家处方集》（*British national formulary*，BNF）以及教科书、在线资源等理论资源。

最后一步是规划下次遇到这种情况 / 开展这项活动时您将如何应对，即规划“主动实践”。显然，下一次您开展这项活动时，您将从“主动实践”阶段开始您的学习过程，并从这一点开始按照这个循环模型进行。

活动 1.5　反思

您可能已经思考过一些护理技能，例如测量脉搏和血压：手动测量血压时听诊的困难，以及面对真实患者时的紧张感。随着技能的提升，您可能会发现一些细微的差别，例如，不同患者的肱动脉位置的轻微差异。您可能已经了解到，当血压显著异常时，手动测量有时比电子测量更准确。

作为一名资深的从业者，您可能思考过解决问题、计划和实施护理决策的相关过程。随着技能的提升，您可能会发现您能够在应对多重任务时迅速做出决策。您可能会考虑管理技能，比如，合理分配员工的工作，以及与管理层的沟通协调。您可能已经认识到自己人际沟通能力和管理策略的优缺点。

活动 1.6　反思

在这个情景中，曼迪可能会考虑与医生和手术室人员沟通，主动承担遗漏责任。她可能会反思导致她忘记的原因和当时本可以采取的不同做法，以及今后如何避免诸如此类的疏漏。当面对病房护士长的质问时，她最初的反应是情绪激动，但通过深入思考和反思改进方法，可能重新找回了信心，这与“6C”中最相关的原则是沟通。

活动 1.7　反思

在这种情景下，曼迪可能会反思自己发现未遂事件的原因。莎拉可能会反思患者的评估、跨专业沟通、药理学知识，以及遵医嘱为患者准备出院和报告新信息 / 疑虑的能力。莎拉有责任根据信息采取行动，并监督曼迪对患者的护理，包括带回家的药物。曼迪可能已经认识到自己具备良好的评估和观察能力，这有助于她能够有效的核查信息。莎拉可能已经意识到，无论经验多丰富，即便是专业人士也会犯错，同时学生也能帮助审视临床实践。在反思曼迪的情况时，最好是结合《NMC 守则》（2018b）进行分析，例如，“有效执业”章节中的 8.1—8.6 条，就涉及了关于团队成员之间的信息共享和恰当沟通的一些信息。

活动 1.8　记录反思

您可能需要对下面的主题进行反思：

•发展毕业生技能；

•对信息技术的了解和熟练程度；

•培养核心临床技能；

•实践操作；

•个人发展规划。

作为一名资深的从业者，您可能需要对以下的主题进行反思：

•领导力和管理技能的发展；

•不同实践场景中的知识深化及能力提升；

•冲突与变革应对。

为了帮助记录本章活动中的反思内容，您可以考虑从以下四个维度展开：

•经验描述；

•评估；

•原因分析；

•未来行动。

可以用以下表格形式来帮助您开始记录反思。

记录反思的形式
自我评估
从经验反思中确定的要点
学习要点
如何将这些学习应用于未来
已经获得的专业发展

拓展阅读

Delves-Yates，C（2018）*Essential Clinical Skills for Nurses*：*Step by Step*，2nd edn.London：SAGE.

本书提供了一种循序渐进的方法，用于培养任何领域的临床技能。

Francis，R.（2013）*Reportof the Mid Staffordshire NHS FoundationTrust Public Inquiry*：*Executive Summary.* London：HMSO.

这份报告全面剖析了护理工作中存在的各种缺陷与不足，并为今后如何避免这些不良事件提出了建议。您可以把理论与实践联系起来，并思考进一步采取什么行动。

Moon，J（2000）*Reflection in Learning and Professional Development*：*Theory and Practice.* London：Kogan Page.

本书对反思的历史以及反思作为学习过程的应用进行了通俗有趣的描述，对于即将担任实践督导和实践带教老师而言，本书具有重要参考价值。

第2章 全方位、终身、深度的学习与反思

译者：李冬雪，叶洪敏

基于《未来护士：注册护士的能力标准》，本章将介绍以下宗旨和能力标准：

宗旨 1：成为一名有责任的专业人员

1.8 展现应用证据并结合临床经验进行批判性思维的知识、技能与能力，确保在所有情景下都能做出正确的循证决策。

1.17 持续进行自我反思，主动寻求并回应支持与反馈，不断提升自身的专业知识和技能。

宗旨 2：促进健康，预防疾病

2.12 理解并应用感染预防和控制原则来促进健康，包括传染病监测、抗菌药物的合理使用及耐药性的管理。

章节目标

通过本章的学习，您将能够：

1. 定义什么是全方位、终身、深度的学习与反思；
2. 明确护士需持续更新的知识范围；
3. 识别学习发生的多样化场景；
4. 分析正式学习和非正式学习的特征；
5. 理解知识的类型和认知的方式；
6. 掌握通过反思实现个人成长的路径。

一、引言

场景 2.1 奥玛尔（Omar）分享知识的经历

奥玛尔在他的成人护理课程第二年时完成了首次实习，目前他正着手学习急诊护理模块。课程聚焦于精准评估的重要性，学生们被要求学习涵盖全身各系统的各类评估工具。通过外科、内科及急诊情景的模型场景，学生能够应用这些评估工具并将评估结果用于临床实践中。

奥玛尔此前在放射科实习时，曾观摩过主动脉支架植入和子宫动脉栓塞等新型手术，这些新的术式为传统的手术（如外科主动脉瘤修复术和全子宫切除术）提供了替代方案。他反思到，对这类患者进行精准观察至关重要，并意识到讨论中的评估工具可适用于不同环境与患者群体，术后尽管采用了镇静措施，患者仍处于急性护理状态且易发生并发症。小组讨论中，奥玛尔与同伴交流了这些案例，并共同应用了评估策略。

在向全班汇报小组讨论成果时，奥玛尔以放射科案例阐释评估工具的应用与问题解决过程，证明这些工具可用于患者面临急性病情的各类护理场景。导师请奥玛尔详细讲解相关评估和手术方式以便能拓展全班（包括他本人）的知识，因为导师对这些操作并不熟悉。

事后反思时，奥玛尔意识到，无论个人学识多么渊博，学习都将永无止境。通过向全班同学讲解自己对术式的理解，奥玛尔也发现了自身在评估策略与工具应用上的知识盲区。

就学习发生的地点和方式而言，学习通常是多维度的。回顾本章开篇所提到的预期技能成果，不难发现，知识的积累与巩固并非仅仅局限于临床场景或患者自身的情况。知识需要与政策和指导方针、技术、政治和卫生经济领域的发展保持同步。然而，学习也是一个极具个性化的过程。究竟学到了什么、又能将所学知识运用到何种程度，或许只有学习者自己才能准确衡量。而且，学习者实际掌握的知识，未必与所教授的内容完全一致。在场景 2.1 中，学习者领悟到了建立坚实知识基础的重要性，即便这种知识基础与所教授的示例存在差异。此外，学习者所获得的反馈质量，也会对其学习的推进或受阻产生影响。若想真正主导自己的学习，就必须清楚学习可能在哪些地方发生、以何种方式进行。

本章强调，学习不仅可以通过正式的课程或讲授进行，而且可在生活的各个领域中得到延伸，这一主题将在第 3 章进一步阐述。本章定义了全方位学习、终身学习和深度学习，并给出了相应的示例。我们还探讨了护士可能面临的各种学习情景，并从学习的正式程度以及学习者自主设计学习内容的能力等方面，对这些情景进行了深入分析。在此特别需要强调的是，对自己的学习过程负责至关重要。在可能的情况下，应积极主动地营造良好的学习环境。本章还详细阐述了不同类型的知识、护士获取知识的途径，以及这些知识与反思之间的紧密联系。最后，通过总结反思、建立证据基础和非正式学习之间的相互关系，对本章内容进行了全面回顾。

在阅读本章的过程中，我们鼓励您积极参与各项活动，并对案例研究和具体场景进行深入思考。通过这些方式，您将能够更全面地审视自己的学习情景，并深入分析自己在学习过程中的进展情况。

二、什么是全方位学习?

全方位学习是一种突破课堂边界、向生活全域延伸的学习范式（West et al.，2007）。班克斯等人（Banks et al.，2007）进一步深化了这一概念，他认为终身学习包括培养抗逆力与应对挑战的能力。真实情景中的经历不仅能实现知识的情景迁移，更能帮助个体识别知识盲区，并掌握向可信对象寻求支持的策略。初期支持系统可能来自家庭或教育者，随着学习场域扩展至临床实习岗位，支持网络将逐步纳入专业导师或实践督导；而注册护士则可能向资深同事、科室负责人或跨专业团队成员寻求帮助。因此，全方位学习包含非正式讨论、兴趣活动及家庭场景的学习（Field，2006）。观点碰撞中可通过他人反馈获得认知重构，运动参与中需掌握规则与技能，甚至在正式培训项目中也会发生伴随学习，既可能是打字、文档处理等实操技能，也可能是“6C”原则所倡导的专业态度等隐性素养。这些非系统性传授的内容往往在护理课程实施过程中自然习得。在场景 2.1 中，奥玛尔不仅理解专业人员坦然承认知识局限并转介专长资源的职业规范，更主动捕捉学习契机，为团队创设共享的学习生态。作为学习者，应具备解构生活要素与学习关联的元认知能力。以皮帕（Pippa）的案例研究为例，这是她社交群体中发生的非正式学习的一个例子。

案例研究：皮帕的艰难遭遇

皮帕正就读于心理健康护理专业最后一学年。她与同为急诊科注册护士的丈夫大卫（Dave）育有一名18个月大的女儿。在确保患者隐私的前提下，皮帕向丈夫讲述了她收治的一名15岁自残男孩的经历。该男孩先在综合医院急诊科接受处置，后被转至皮帕所在的精神科病房。为男孩赛伊德（Sald）办理入院手续并完成医疗文书后，赛伊德向皮帕透露曾计划自杀，但真正实施时却退缩了。赛伊德坦言，促使他采取极端行为的导火索，是发现自己的同性恋身份后，担心笃信宗教的家人会因此和他断绝关系。尽管如此，他仍坚持拒绝通知家属。皮帕与带教老师讨论后，鉴于赛伊德未成年的法定身份，最终决定必须告知其监护人。由于皮帕当班结束时家属尚未抵达，她与赛伊德道别后便返回家中。这段经历让皮帕陷入沉思。她一直认为父母对子女的爱应是无条件的，尽管此前听说过不少同性恋青少年因家庭排斥而流落街头的报道，但这是她首次在临床实践中直面此类案例。

回到家中与丈夫交流时，她情绪激动地表示："我无法想象抛弃自己的孩子，但更难以理解的是，一个孩子竟会因对家人反应的预设而走到如此绝境。"

在丈夫引导性提问的启发下，皮帕开始反思自己的认知盲区。她意识到自己从未认真思考过，如果自己当年选择与女性伴侣组建家庭，父母会作何反应？尽管双亲并非宗教信徒，但皮帕推测他们可能会顾虑社会舆论，也可能因无法抱孙而失望。这种潜在的抵触心理，既源于对性少数群体生活方式的认知局限，也包含着对子女未来艰辛的担忧。

通过深入探讨，皮帕逐渐认识到将问题简单归咎于宗教因素的片面性，意识到背后涉及更为复杂的社会心理机制。她惊觉自己在未与赛伊德父母接触、未观察亲子互动的情况下，就对他们产生了刻板印象。更重要的是，她反思自己在处理该案例时，潜意识中扮演了“拯救者”角色，而非通过专业支持帮助赛伊德发展与父母沟通的能力。

在本案例中，您可能会与皮帕的回答产生共鸣，当然您也可能会通过皮帕与大卫的讨论更细致地了解到如何帮助赛伊德缓和他与家庭的关系。您可以借助活动 2.1，回顾自己的全方位学习。

活动 2.1　批判性思维

本活动要求您回顾并列举护理专业学习以来掌握的知识技能。这些收获中，既有课堂教学成果，更需聚焦于正式课程外的习得内容。完成列举后，请绘制一幅超越课堂的学习图谱，可围绕同性恋群体理解与接纳的主题展开，尝试将相似学习领域聚类分类。建议关注以下情形：

- 社交学习；
- 自主学习；
- 休闲学习；
- 家庭学习；
- 偶发学习。

本章末附有活动指导建议。

通过绘制图谱，您将直观呈现课堂外学习的广度，及其对职业与个人生活的双重影响。许多学生发现，沟通技巧、自信表达等能力的提升不仅能助力护理工作，更能改善个人生活。这种学习反思有助于系统分析成长轨迹，进而引出终身学习的概念。接下来，我们将探讨它与终身学习之间的紧密联系。

三、什么是终身学习？

班克斯等人（Banks et al.，2007）认为，终身学习是贯穿人生全程的持续过程，涵盖了人际交往管理、信念体系构建及新经验应对能力。值得注意的是，这种学习往往具有“隐性特征”。同样，贾维斯（Jarvis，2010）进一步指出，终身学习是伴随生命进程的动态过程。对于护理职业而言，终身学习尤为重要，医疗技术革新日新月异，要求从业者持续更新知识体系（Mason-Whitehead and Mason，2008）。《NMC 守则》（2018b）明确规定，护士需通过持续学习保持专业胜任力，并对实践秉持着探究的态度。例如，宗旨 1：成为负责任的专业人士中的“有效执业”模块（第 6.1 和 6.2 条），即与护理核心价值观“6C”中的沟通、承诺、能力直接相关。这些要求已经明确表达出，您在认识到自身知识局限的同时，对新知识应持开放态度，并采取必要行动来解决这些局限。需特别注意的是，终身学习不等于终身教育。前者强调全生命周期的认知深化，后者侧重系统化的知识传授（Jarvis，2010）。

四、什么是深度学习？

莫恩（Moon，2000）揭示了人类认知的基本规律，即我们总是通过既有经验框架解读新事物。这种反思性学习并非凭空产生，而是将新体验置于熟悉的生活脉络中进行意义重构。韦斯特（West et al.，2007）进一步指出，广义的终身学习，本质上是一个包含他人影响的社会化过程。可以说，终身学习和全方位学习是在深度学习的背景下进行的。班克斯等人（Banks et al.，2007）指出，深度学习包含了四大价值体系，分别是道德伦理、精神信仰、社会规范和文化符号，这些价值观指导着我们的信仰、行为方式以及我们如何看待自己和他人。这些作者认为，我们的生活是围绕符号构建的，家庭生活在我们的学习中起着重要作用，家庭作为初始学习场域，通过文化符号系统传递生存技能与价值观念。这种家庭学习具有显著的文化特异性，当遭遇文化差异冲击时，其影响力便尤为凸显。本书后续章节将专题讨论“文化胜任力”这一关键概念。您可以看到终身学习的各个方面与您在人际关系中的身份关联，这些身份包括您的家庭成员、朋友、同事构成的支持系统，成长环境塑造的思维模式与行为习惯，过往经历书写的认知框架与情感记忆，对未来的期许与自我实现路径。例如，数学焦虑背后往往隐藏着早期教育创伤，职场沟通风格深受家庭互动模式影响，文化认同危机常源于跨文化学习经历。

人类通过角色定位学习特定符号体系，如家庭角色中，子女和父母使用亲情符号；社会角色中，学生和教师遵循教育符号；职业角色中，护士和患者使用专业符号。但这些符号系统的共存却带来了一些挑战，如非语言符号的跨文化误读（手势含义差异）、虚拟媒介的语境缺失（如邮件中的语气歧义）、角色转换的符号冲突（实习护士的身份适应困境）。您可能已经注意到，作为一名实习护士，人们对您的期望与之前的期望有所不同。

活动 2.2　寻找符号

请暂停阅读，用几分钟的时间系统梳理自进入护理专业学习以来，您在语言表达与职业行为层面感知到的差异化期待。建议选择您相对陌生的少数群体或边缘群体作为反思对象。通过这种跨文化视角的反思实践，我们将能够批判性地审视自身文化预设与专业伦理的潜在冲突，从而建立文化敏感度的动态评估坐标系，培育将服务对象视为独特生命个体的整全视角。把这些写下来，然后根据这些语言或行为符号，确定到底是专业期望，还是由于您加入一个新群体而产生的同伴期望，并对它们进行分类。

由于此活动基于您自身的经历，因此在本章末尾没有提供参考大纲。

回顾我们所探讨的内容，很明显，我们都是复杂的个体，学习会受到多种因素的影响。虽然医疗保健领域主要依赖于与身体相关的知识，但在许多领域，我们仍需紧跟其发展动态。回想一下第 1 章中提出的关于如何看待身体的问题，以及本章开头提到的与医疗保健组织和结构相关的技能。随着医疗保健变得越来越复杂和更加客观，工作人员在与不同的人合作时，需要采取一种更全面的视角，充分考虑到情感和社会层面的因素（Howatson Jones and Thurgate，2014）。学习包含三个方面：社会因素，这体现在我们的人际交往中；情感方面，反映了我们对事物的情感体验；认知部分，代表了我们的思维（Illeris，2009）。这些都会影响我们的自我认知和学习。终身学习涵盖多个维度，这些维度根据您的学习意图和机遇相互联系（图 2.1）。

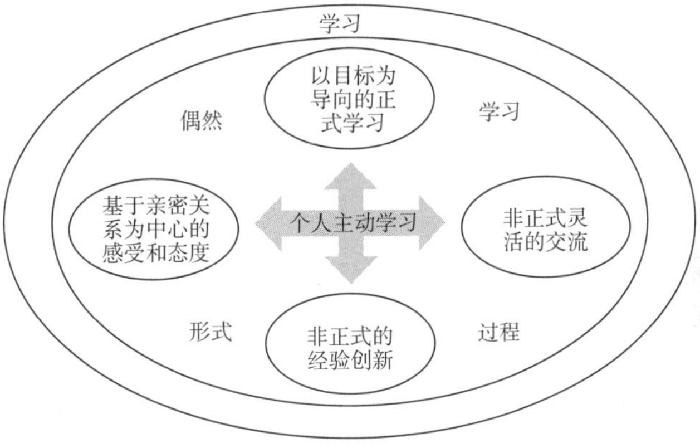

图 2.1　学习的几个维度

如图 2.1 所示，正式学习通常是以学习成果为导向的。例如，护理课程是基于管理机构批准的课程大纲，涵盖了注册护士工作所需的知识。课程结束时，护士能够作为注册护士在特定水平中发挥一定的作用。偶然学习发生在正式学习活动的过程中，并且受到这些活动和经历质量的影响。非正式（全方位的）学习与您的同行和患者的讨论有关，这些讨论有助于拓展您的思维和知识。体验性（终身）学习与您在处理不同情况中学到的东西有关。以关系为中心（深度）学习关注的是，您在与他人交往过程中，如何学会管理自己的态度和情感。

作为个体，我们处于学习的中心。是否参与学习并意识到我们所学到的内容取决于我们自己。我们如何整合不同的学习方式是另一种学习形式，也是终身学习的重要组成部分。要做到这一点，我们需要反思自己的学习过程，在已有知识的基础上，将不同形式的学习联系起来，并考虑我们的发展。思考下面的案例研究，包括苏琪（Shuki）对她的学习的整合，以确定整合反思如何有助于进一步地学习。

案例研究：苏琪对自身学习的整合

苏琪来自一个印度家庭，在家中五个兄弟姐妹里排老三。由于父母都要工作，她经常帮忙照顾其他兄弟姐妹，与此同时，也学会了照顾自己的技能。对她来说，护理资格证书很重要，既可以养活自己，还能为家庭作出贡献。

苏琪当时正处于学习障碍护理专业课程的第一年，学习内容包括人体知识，以患者为中心的护理实践，以及培养自己的职业认同感。她很喜欢课程中的实践部分，因为她能将所学的一些知识与之前照顾兄弟姐妹在卫生护理、洗澡、喂食和处理排泄问题等方面的经验联系起来。不过，苏琪确实觉得有些理论知识很难掌握，尤其是临床科学课程，那些专业术语让她一头雾水。苏琪思考着自己能做些什么。经过反思，她意识到自己是在学习一门新的“语言”。她在家说印度方言和英语，还记得以前从朋友那里学英语要容易得多。也许她可以利用自己的双语学习经验来帮助自己掌握这门科学领域的“语言”。苏琪觉得，如果能和其他人一起分享交流，学习起来可能会更容易，于是她询问了一些同学是否愿意组成一个复习小组。

这个复习小组的学生来自护理专业的四个领域（成人护理、儿童护理、学习障碍护理和心理健康护理），大家都同意每周非正式地聚在一起两个小时，复习上节课所学的内容，查漏补缺。复习小组里的一些同学还有其他学习需求，其中一名叫迈克尔（Michael）的学生主动提出，将大家所学的内容总结成一份不断完善的复习资料，供所有人使用。迈克尔拿这份资料给课程模块的导师检查其准确性，导师对这个小组的主动性印象深刻。

苏琪对自己成功地成立小组以及小组取得的成绩感到既惊讶又高兴。当她反思这一点时，她意识到自己在自我管理方面的一些经验对学习组织和设计以及培养自信具有重要的作用。通过整合不同方面的学习经验，她也为自己的进一步学习作出了贡献。

读完这个案例研究后，您可能已经开始反思自己的终身学习经历，以及不同的学习方面是如何相互关联从而产生新的认知的。试着将这个练习与活动 2.2 联系起来，分析这对您可能意味着什么。活动 2.3 为您提供了一个思考自身终身学习并得出一些结论的机会。

活动 2.3　反思

回顾一下自从您开始护理课程学习以来的经历。如果您正处于课程的第一年，您可以思考以下问题：

- 我对护理工作的看法发生了怎样的改变，为什么？
- 我学到了哪些技能？
- 我的身份发生了怎样的变化？
- 我的价值观发生了怎样的变化？

如果您已经学习了较长时间，您可以思考以下内容：

- 我的知识体系中哪些方面发生了变化，为什么？

- 我需要进一步提升哪些方面的知识，为什么？

如果您是一名资深的从业者，您可以思考以下问题：

- 自从我开始执业以来，医疗保健领域发生了哪些变化？
- 这些变化要求我在知识方面做出怎样的改变？
- 我是如何掌握这些知识的？
- 我是如何构建自己的证据基础的？
- 对于我的学习，我还有哪些进一步的目标？

本章末附有本活动的参考提纲。

完成本活动时，请考虑不同的背景和方式，随着时间的推移，您会通过这些背景和方式增加自己的知识和证据基础。现在我们来看一些学习发生的情景。

五、学习发生的情景

您在学校里学到的理论知识是日后开展护理实践的重要基石。反过来，实践能帮您把书本上抽象的理论吃透，而且在实践过程中一旦有新发现，还能为理论补充新的依据。比如说，患者对我们实施的护理措施会有不同反应，这些反应就很有研究价值。实习，正是您从亲身经历中积累经验、汲取知识的好机会。患者的情况千差万别，护理环境也各不相同，每一次护理经历，都是一次难得的学习契机。想想看，每个临床班次都会碰上各种各样的状况，所以，就像有些同学说的，很难想象在某个实习科室会一无所获。关键在于，得有一双善于发现学习机会的眼睛，主动抓住这些机会来提升自己。

不管是在校园课堂上，还是在临床实践中，学习所得都可以跟别人分享。小组学习是个很棒的办法，能把大家脑袋里零散的想法，变成条理清晰的思考成果，苏琪的案例就充分说明了这一点。给别人讲解问题的过程，能让我们清楚自己对某个知识点到底掌握得怎么样，与此同时，别人给出的反馈，又能启发我们进一步思考，加深对知识的理解。

虚拟世界的学习空间，既有公开的，也有私密的。拿虚拟学习环境里的讨论板块来说，很多课程参与者都能看到，这就属于公开空间。在这样的公共场合发言，大家往往会更谨慎，不会随口乱说，而是会反复斟酌，毕竟谁都担心自己的话会招来不好的回应（Kozlowski，2002）。在这种氛围下，有时候就算心里想法还不成熟，也不太好意思说出来。但是电子资源能提供更个性化的学习机会。您可以在网上查询某种药物的功效、某种疾病的发病机制，还能了解最新的护理干预研究成果。这种学习完全可以私下进行，学习进度也能由自己掌控。

有时候，您可能因为害羞而不好意思向别人请教问题，就想单纯从虚拟资源里找答案，免得被人评头论足。但可别小瞧了跟同学、老师交流想法的重要性，只有多交流，才能知道自己的思路对不对。另外，需要注意的是，不是所有电子资源、网站上的信息都靠谱，有些内容可能带有偏见。所以在利用这些资源学习的时候，最好参考某个学习框架，这样能让您目标更明确。同时，您还得找专业可靠的人给您把关，帮您判断信息的价值，避免掉进错误信息的坑里。例如，您查到一些资料之后，可以跟实习带教老师或者课程导师再深入探讨一下。就像前面苏琪他们小组做的复习指南，迈克尔专门拿去给课程模块导师检查，确保内容准确无误。这么做，既能避免出错，又能把有用的学习成果分享给更多人。

刚开始尝试新事物的时候，从犯错中学习是必经之路。当您静下心来，仔细想想哪里做得不对，分析导致错误的原因，琢磨下次怎么避开同样的坑，错误就能变成宝贵的学习经验。敢于对错误负责，往往能激发出新的点子（Rogers and Freiberg，1994；Ranse and Grealish，2007）。虽说犯错可能带来不太好的结果，还会打击自信心，但从另一个角度看，这也是个锻炼心态的好机会，让我们学会怎么应对焦虑和失落，怎么重新振作、积极向前。在这个过程中，家人、好朋友的鼓励，还有同事的支持，都能给您力量。不过，要真正从错误里学到东西，还得花时间、下功夫去反思。为了让您更好地理解从错误中学习的要点，请认真阅读情景 2.2，接着完成活动 2.4。

场景 2.2 凯文（Kevin）的错误

凯文正在一家养老院的安全病房里，照顾被诊断患有认知障碍的患者，他自己也正处于心理健康护理专业课程的第一年。他已经在这家养老院工作了两周，开始逐渐熟悉这里的人和工作流程。这天，凯文负责照料吉姆（Jim），吉姆被诊断患有科萨科夫综合征。吉姆在铺有地毯的房间里发生了尿失禁，凯文便去告知他的带教老师布利奥妮（Briony），想知道该如何处理，他觉得这里的处理方式应该和在家里不一样。布利奥妮告诉凯文，他需要使用清理泄漏工具包来清除地毯上的尿液，她很快就会过来和他一起处理，但她得先给其他患者把药发完。凯文找到了清理泄漏工具包，看到吉姆正试图自己清理泄漏的尿液，他想展现乐于助人的主动性，而且工具包的使用说明看起来很简单，于是在布利奥妮过来之前，他就开始使用工具包进行清理。布利奥妮走进房间时，发现凯文正在咳嗽，眼睛里流着泪。她立刻帮他冲洗了眼睛，并让他下班去急诊室检查一下。然而，凯文却在楼下的员工休息室里坐了半个小时，直到布利奥妮下班。由于感觉身体状况有所好转，他又回到楼上继续完成自己的工作。

第二天，布利奥妮问凯文去了急诊室后情况是怎样的，他回答说自己没去急诊室。布利奥妮对此很生气，但还是努力保持着冷静。当她和凯文完成工作后，她让凯文和她一起去研讨室，讨论这件事并完成一份检讨。

活动 2.4 反思

- 这种情景中的重要事项是什么，为什么？
- 布利奥妮可能会对凯文提出什么问题？

• 为什么凯文反思他所采取的作为 / 不作为很重要？

• “6C”原则中的哪一个与该场景相关，为什么？

如果您是一名学生，您或许可以反思一下自己曾试图解决但未完全按计划进行的某个情况。如果您是一名资深的从业者，思考一下作为带教老师您需要考虑的事情。

本章末附有本活动的参考提纲。

情景 2.2 可能已经确定了在试图融入一个新的环境和团队时会遇到的困难。它也可能凸显了不作为可能导致的一些问题。两者都是学习的环境，我们需要能够将正式的和非正式的学习联系起来。请思考以下正式和非正式学习方式的特点。

六、正式和非正式学习方式的特点

正式学习的特点是它能将信息进行系统化处理，并融入我们的思维之中（Eraut，2001）。这表明，信息常常以分类和理论的形式呈现出来，我们会把这些信息融入自身的思维体系。这种学习方式，一方面可能让概念更易于理解和掌握；但另一方面，也可能会抑制我们对知识产生不同的解读，从而限制了我们的横向思维能力。而对正式学习展开反思，去发现不同的观点，有助于消除这类负面影响。通过完成活动 2.5，思考在正式学习过程中所体现出的一些特点。

活动 2.5　批判性思维

请回想一下您最近参加的本专业课程里的某一堂课。通过思考以下这些问题，您能找出这堂课在学习方面都有哪些特点呢？

• 这节课最开始是怎样引入主题的？

• 在课堂上，老师要求您做了些什么事情呢？

•这堂课临近结束时，是如何收尾的呢？

•通过这堂课的学习，您具体学到了哪些知识或技能呢？

•课后，您有没有采取一些额外的行动来辅助学习呢？如果有，您具体做了些什么？

如果您是一位资深的从业者，那就请回想一下最近参加的一次继续教育培训课程，同样思考上述问题。

本章末附有本活动的参考提纲。

正式学习为护理实践奠定基础性知识架构，构成专业成长的起点。然而，同行间的非正式经验共享机制，才是专业能力进阶的关键特征。通过非正式的分享经验，可以提供和探讨基于主观实践的多维度诠释，从而通过辩论机制实现结论迭代，形成灵活应变的实践智慧体系，动态演化性与话语建构性是非正式学习的本质特征，这使其具备强大的临床适应力，但也导致其成效难以量化评估。个人学习作为另一种非正式学习形态，通过专业场景中的知识再造过程持续赋能临床实践。比如，掌握第二外语的护理人员，可在多元文化医疗场景中搭建语言桥梁（如为移民患者提供母语健康指导），将个人技能转化为专业照护优势。这种个人-专业学习融合机制，正是整体性照护模式在健康社会关怀领域的具体实践。请通过完成活动 2.6，思考您的非正式学习的一些特点。

活动 2.6　批判性思维

回想您最近在实践中参与的一次讨论。通过思考以下问题，您能发现其中的哪些学习方面的特点？

•是什么引发了这场讨论？

•讨论中提出了哪些关键论点？

•这次讨论的结果是什么？

•您从这次讨论中学到了什么？

•为了辅助学习，您有没有进一步采取什么行动？

本章末附有本活动的参考提纲。

在活动 2.5 和活动 2.6 中，大家将有机会对不同的学习形式进行比较和对照分析。接下来我们将探讨与医疗保健从业者密切相关的知识类型和认知方式。

七、知识类型和认知方式

艾略特（Eraut，2001）提出的“命题性知识”构成了专业学习的基础框架，明确界定了从业者应掌握的知识范畴。此类知识体系包含但不限于以下几种形式：沟通与心理机制理论、人体系统科学、感染控制体系、临床决策指南等，如 NICE 的评估流程、当有人突发脑卒中或心脏骤停时应该采取哪些措施，又或者如何为患者做好术前的准备工作等。这些内容构成了专业知识体系，应当体现出基于循证医学和最佳实践标准。换句话说，这些都是专业的认知方式，是由专业人员通过临床经验领悟到的情景内涵，以及通过将理论和证据应用到实践所获取的意义。

实践性知识关乎“如何做事”的能力培养，涉及执行具体任务所需的技能发展。这种知识是“专业技艺”（professional craft）的重要组成部分（Titchen et al.，2004）。

八、审美认知

个人知识源于个人的生活世界（Jarvis，2006），其形成受到多种因素的影响，包括个人的文化背景，与患者、同事及跨团队的交往经验以及临床实践中的角色体验和情景感知。这种知识还涉及个体对自我及他人的认知方式。通过反思事件与解读情景，个人知识得以持续发展，如图 2.1 所示的“过程性偶然学习”机制。

随着时间推移，经验积累逐渐沉淀为潜意识，并在关键时刻以直觉认知的形式重现。以下这个案例研究展示了不同类型知识在医疗实践中的动态交织。

案例研究：苏西（Suzy）的一天

苏西是一名儿科肿瘤科的实习护士，目前正处于实习的最后阶段。今天她与带教老师本（Ben）进行了深入讨论，重点围绕患者标准化治疗流程展开。本首先评估了苏西对肿瘤临床医学知识的掌握程度，特别是细胞发育周期与治疗阶段划分的关联性。在讨论即将到来的实习考核时，苏西展现出清晰的职业认知：尽管她曾以医疗助理（Healthcare Assistant，HCA）身份接受过静脉穿刺培训，但明确知晓实习护士的权责边界，并能准确阐述成人与儿童静脉穿刺的技术差异。本特别指出，苏西在辅助采血时总能提前备齐器械，这种职业素养获得了团队高度认可。得益于既往经验，她还成功识别了一例静脉炎病例。

在反思环节，本让苏西反思她为什么喜欢在这种特殊的环境中工作，以及她学到了什么。苏西将肿瘤护理的核心价值归纳为“尊严、尊重和同情心”。虽然无法直接参与治疗，但通过倾听患儿及家属的真实需求，她深刻理解了“治疗性关系”与“有效沟通”的实践内涵。特别值得一提的是，通过本次实习，护理“6C”原则（关怀、承诺、勇气、沟通、能力、创新）已从理论概念转化为她的职业行为准则。这种内化于心的学习成果，将成为其职业生涯的持久财富。

通过阅读案例，您可能已经了解到专业、实践和个人认知是如何整合在一起的。反思的作用在实现这一目标的过程中是至关重要的，因此，我们在本章的结尾强调了学习与反思的关系。

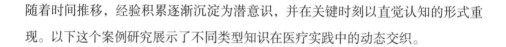

九、学习和反思

学习过程往往伴随着复杂的情感体验，焦虑感与不确定性可能成为知识内化的阻碍。需要明确的是，单纯记忆大量知识点并不等同于真正掌握知识应用能力。要实现知识的跨情景迁移，即在不同场合、面对不同对象、处于不同时间维度时，都能灵活运用所学，必须通过系统性反思来检验学习成效。这种反思机制能建立以下关键联结：

- 全方位和终身学习的协同关系；
- 表层学习与深度学习的内在关联；多样化学习模式的整合路径；
- 显性知识与隐性认知的转化机制；循证依据的实践应用边界；
- 情绪管理策略的专业化构建；
- 价值观与职业信念的形成过程；
- 临床决策的替代性方案评估；
- 护理干预的预期成效预判；
- 护理专业本质的认知深化。

小结

本章讨论了上面列出的一些问题，通过案例研究、实践活动和场景模拟，为构建多维学习联结提供实践路径。完成本章设计的实践活动，您将能在护士培养项目的各个阶段应用关于“全位—终身—深度学习”的理念。践行本章开头的 NMC 的《未来护士：注册护士的能力标准》（NMC，2018a）中提出的持续教育要求，建立应对医疗体系变革的适应性学习机制。第 3 章将深入探讨全方位学习的具体实施策略。

参考提纲

活动 2.1　批判性思维

您的答案可能包括：

•如何在不同的群体中交流；

•如何与不同的人或在不同的情况下沟通；

•专业关系与私人友谊的界限管理；

•信息素养培养（文献检索 / 病历记录 / 循证阅读）；

•生活技能迁移（驾驶 / 游泳 / 运动对应急反应能力的提升）；

•综合能力发展（烹饪 / 财务管理 / 育儿经验对护理同理心的促进）；

•临床问题解决模式的构建。

正如在活动开始时所指出的那样，您可能会发现，首先绘制一张所有学习内容的可视化地图，然后按“专业技能 - 生活技能 - 软实力”等维度进行分类整合。

活动 2.3　反思

如果您是一名初级护士，您的回答可能会考虑以下方面：

•护理工作强度大且需情绪管理；

•第一年学习到的技能包括记录护理观察结果，如体温、脉搏、呼吸、血压和血氧饱和度等，并进行尿液分析，床上洗浴和简单的伤口护理，进行注射，与实践导师一起检查药物，以及导尿管护理；

•身份的改变可能包括变得更加果断和自信。

如果您是一名正在进阶的护士，您可能需要考虑以下方面：

•临床医学知识的实践转化能力；

•药理学与病理生理学的深度学习需求，治疗方案的多维度评估能力。

如果您是一名资深从业者，您可能需要考虑以下方面：

•护理技术数字化转型趋势（智能监测 / 远程护理）；

•护理学历层次提升对专业发展的影响；

•继续教育路径规划（硕士 / 博士深造）；

•护理新兴领域探索（基因组护理 /AI 辅助决策）。

活动 2.4　反思

场景 2.2 中，凯文未遵循带教老师的指导，在未充分了解相关信息的情况下擅自操作。当您刚到新的环境时，最重要的一步就是要先明确流程和程序，并接受监督，以便作为重要的支持。由于凯文没有遵循带教老师的指示，在感染控制操作中出现了不规范操作，发生了职业暴露，但后续又忽略了职业暴露的防护。布利奥妮在研讨室与凯文讨论的问题可能包括为何未等待导师到场即开始操作，为何未及时进行职业暴露后医学评估。然后布利奥妮可能会使用凯文的事件作为教学案例，示范正确操作流程，并要求凯文撰写反思报告，强化学习效果。

凯文的好意不应该被忽视，因为展现主动性固然重要，但理解潜在风险同样关键。关心沟通和承诺可能是激励凯文采取“6C”原则中的三个要素。他希望照顾吉姆和他的生活环境，并忠于护士的职责，不想过度增加布利奥妮的负担，并表明他能够主动承担责任，并且不介意从事“琐碎”的工作。沟通可能是一个需要考虑的关键因素，工具包上的说明书看似非常简单，但没有对潜在的危险给出足够的警告，否则，凯文可能会意识到其中的风险。布利奥妮以为凯文会默认理解她的意思，她并不是因为手头的任务看似“简单”而让他等待，而是因为这是一个更复杂且充满风险的操作。布利奥妮反思，即她思考如何更好地传达潜在危险的活动。

作为本练习的一部分，建议您查阅《NMC 守则》（2018b）。虽然凯文的行为初心是好的，但却将布利奥妮置于一个困难的境地，因为她可能被视为违反了《NMC 守则》的不同条款，如“有效执业“（7.4 条），该条款规定护士应确认他人的理解，以尽量减少误解和错误。同样，凯文可能使吉姆暴露在有害烟雾中，这可能违反了 8.5 条。因此，重要的是要认识到风险评估不仅涉及服务使用者，也适用于确保工作人员的工作安全，如果不遵守，可能会产生深远的影响。

作为一名学生，您可能需要思考：

• 您如何设定界限，如何评估您所做事情的风险；

• 是什么让您想要自己尝试，例如，您不想给您的带教老师增加负担、觉得自己因无法独立决策而限制了发展，或者您知道自己的学习风格；

•您在讨论实习计划时的清晰度如何，换句话说，您是否积极主动地设定了您的学习目标，您是否与实践导师讨论过您的学习方式，哪种支持方式适合您？

•如果您发现您无法公开地与带教老师沟通，原因是什么？您会采取什么行动来改善这种的关系？

作为一名资深的从业者，或作为一名带教老师，您可能会考虑：

•如何在纠正行为的同时保持一种支持性的学习关系；如何构建反馈机制以支持安全有效的实践；

•是否需要联系大学代表；

•如何根据学习结果采取行动。

活动 2.5　批判性思维

您的答案可能已经表明，本课是从您期望学习的学习目标开始的。您可能会被要求在小组中讨论一些概念，并将这些概念应用到实践场景中。本课可能以总结要点而结束。您可能已经意识到您记住了一些要点，并且可能会进一步阅读您的笔记。您也可以进行自学，以澄清没有完全理解的术语或概念，或者您可以创建一个可以参考的术语表。

作为一名资深的从业者，在考虑继续教育课程时，可能会有以下经历：课前，可能会先询问您对会议主题的现有了解，用以评估您的基础知识。课中，很可能会在小组讨论中探讨如何将所学知识应用到您的专业实践中。课后，总结要点和指导研究方向。您可能已经尝试在繁忙的工作之余安排定期学习，并通过与同事的进一步讨论来扩展您的学习。您可以利用从课程中获得的见解和知识，批判性地考虑您工作领域的优势和劣势。

活动 2.6　批判性思维

您的回答可能指出，一个患者问题引发了讨论。此讨论的要点可能包括问题的背景信息、谁应该参与以及可能的解决方案。结果可能是就实施的解决方案达成一致。您可能思考了干预措施，并考虑是否有更合适的替代方案。您可能还思考了干预决策所依据的证据。您可能会从中学到决策制定、团队合作和问题解决的经验。之后，您可能会进一步反思。您是否注意到，基于关系的反思似乎更自然？

在这个活动中确定的学习和反思的方面可能看起来会非常合乎逻辑和显而易见。我们也希望如此，但这样做的目的是帮助您意识到这些活动的重要性，并提醒您这项看似显而易见的活动是专业实践的一部分，并包含在《NMC 守则》（2018b）中。

拓展阅读

Mason-Whitehead，E and Mason，T（2008）*Study Skills for Nurses*，2nd edn. Los Angeles，CA：SAGE.

这本书阐述了终身学习的重要部分，它包含了正式学习和非正式学习。护理专业课程一旦结束，终身学习是必不可少的。

Moon，J（2000）*Reflection in Learning and Professional Development*：*Theory and Practice.* London：Kogan Page.

本书对反思的历史以及反思作为学习过程的应用进行了通俗而有趣的描述，对注册护士成为实践导师或实习监督员角色有一定的帮助。

Qalehsari，MQ et al.（2017）Lifelong Learning Strategies in Nursing：A Systematic Review. *Electron Physician*，Oct. 9（10）：5541–5550.

本文强调了在护士教育课程中培养终身学习的能力，以强化护理水平的好处。

Thomas，C（2019）Sources of Knowledge for Evidence-Based Care，in Ellis，P（ed.）*Evidence-Based Practice in Nursing*，4th edn. London：SAGE，Chapter 2.

这是一个关于如何通过电子信息来源和数字媒体搜索和获取相关证据的指南。

第3章
自传式反思和学习

译者：孙顺霞，胡鑫源

基于《未来护士：注册护士的能力标准》，本章将介绍以下宗旨和能力标准：

宗旨1：成为一名负责任的专业人员

1.5 了解专业实践的要求，能够识别自身及同事的身心倦怠征兆，并采取必要措施降低健康风险。

1.10 展示适应力和情商，并能够解释在日常、复杂且具有挑战性的情况下影响其判断和决策的根本原因。

1.17 持续进行自我反思，主动寻求并回应支持与反馈，不断提升自身的专业知识和技能。

章节目标

通过本章的学习，您将能够：

1. 思考如何通过反思将来自人生各方面的经历整合至护士个人专业实践；
2. 完成一个生活故事的建构练习；
3. 通过反思您的生活经历及日常工作环境，创造性地探索您的经历；
4. 将反思和学习与日渐发展的自我价值观及认同感相结合；
5. 反思您生活中可能揭露社会问题的方面。

一、引言

场景 3.1 艾米娜（Aamiina）的自传经历

艾米娜来自一个索马里家庭，有一个 12 岁的弟弟和一个 8 岁的妹妹。由于她的父母都从事轮班工作，艾米娜经常负责照顾她的弟弟和妹妹。一天晚上，艾米娜注意到她的妹妹阿斯特（Astur）看起来很累，并且对电视的噪声感到不安。于是她建议阿斯特去睡觉，但当她去说晚安时，她注意到阿斯特看起来很苍白。艾米娜感觉阿斯特的状况不太好，她回想起最近在电视上看到的一则脑膜炎疾病前兆预警的广告。仔细回想晚上的情况，她回忆起阿斯特一直在躲避电视的灯光和噪声，脸色苍白。艾米娜记得母亲提到过，皮疹在深色皮肤上很难辨认，于是她检查了阿斯特身体较苍白的部位（手掌、脚底、上颚和腹部）。她拿了一个玻璃杯在斑点上滚动，斑点没有褪色。艾米娜立即打电话给母亲并呼叫了医疗急救。最终证实，阿斯特确实患了脑膜炎，艾米娜的警觉性使妹妹得以及时的救治，她因此也得到了母亲和医疗团队的表扬。尽管艾米娜对自己采取的及时行动感到自豪，也为妹妹的康复而欣慰，但还是会想自己是否能够再早点儿发现这些症状。

当艾米娜决定成为一名儿科护士并填报入学申请时，她通过反思这次事件来梳理自身特质。她确信自己具备护士所需的观察和决策能力，同时也意识到这段经历让她体会到护理工作带来的情绪影响。

作为一名护理实习生，艾米娜反思了当从个人角度或专业角度处理事件时，护理工作带来的情感残留可能会有所不同。她引用自己的经历，与同伴讨论了对症状的观察和疾病的辨识，以及危急事件对情感的影响。在此过程中，艾米娜运用其个人经历、种族和历史文化背景，帮助同伴认识到在白皮肤和黑皮肤患者之间，症状表现可能存在差异。通过分享这段经历，艾米娜认识到自己是一个有能力、有爱心的人，能够应对突发情况。她还意识到，若想将情感因素有效转化为临床决策的助力，仍需学习建设性的情绪管理方法。

本章开篇通过案例，阐释了人生经历如何帮助您认知自身能力并促进护理专业成长。当您进入护理专业学习时，各类生活阅历已然塑造着您对自我、他人及护理实践的认知方式。在场景 3.1 中，艾米娜的能力虽然得到了肯定，但通过进一步的思考，她仍然意识到自己还有可以提升的空间。培养反思性洞察力是每位护理从业者，特别是护理专业学生的至关重要的起点。这种洞察力解释了为什么我们会产生特定的思维反应，我们拥有哪些形式的资源，如家庭、朋友或个人知识，以及我们发展和转变的可能性。

当谈到生活故事时，我们实际上是在叙述自己的传记。换句话说，我们的家庭、学校、工作、社交经历以及我们所接受的正统教育是如何造就我们的？又如何影响我们的思维方式、行为反应、价值观念和人生追求的？这些生活层面的自我反思有时可能带来挑战、痛苦甚至认知冲突，但同时也能带来成长和惊喜。要真正实现有效反思，需要遵循“6C”原则中的“勇气”和“投入”。关键在于，我们不能将个人成长和专业发展割裂——两者是紧密联系在一起的，任何一方的变化都会引起另一方的改变。回顾场景 3.1 中艾米娜的例子，她因照顾妹妹的经历而背负的情感负担，使她更加敏锐地察觉到儿童照护中存在的情感风险。这种对自身反应的洞见，促使她通过“风险预警”的方式关照同伴。如果没有这段经历，她或许难以意识到这些潜在的情感风险。但反而言之，艾米娜的这种认知也可能会让她对情感风险过度敏感，并因为无法筛选经历而不堪重负。更值得我们注意的是，艾米娜可能会产生“保护同伴”的过度责任感，这个问题我们将在第 9 章进行深入地讨论。

如前文所述，本章介绍了自传式反思的思路，旨在为拓展护理认知提供多元路径。本章首先定义了自传式反思的概念，然后讨论了如何整合个人和专业经历，并阐述其重要意义。我们将指导您撰写自己的自传，并告诉您自传的核心要素是什么。随后，本书还会进一步指导您审视和反思您的自传内容。最后，本章将揭示如何通过主观经验理解社会问题的深层意义。

二、什么是自传式反思?

随着人生历程的推进，每个人都会形成独特的生活史。这段历史的记录如同其他历史一样，记载着事件的时间脉络与变迁轨迹。它既包含特定行为背后的动机、环境对人的塑造过程，也涵盖个体如何被事件所形塑以及对未来的期许。正是通过这些人生经历，个体才逐渐建构起个人认知体系。经历之所以多种多样，是因为它们源于我们接触并理解世界的方式不同，这一切都是通过与他人的互动实现的（Boud and Miller，1996）。这一观点与巴巴（Bhabha，2004）的著作中提出的“第三空间”理论相呼应。该空间产生于个体与他人或群体的联结过程中，通过共享经验与认知建构，最终形成一种混合型世界观。以护理专业教育为例：当学生进入护理课程体系后，将接触到多元化的学习群体与教学模式。实践老师、同事、讲师及学习伙伴对我们的互动尝试与理解过程给予反馈，这些反馈会被我们内化为对自身专业能力的认知。请阅读场景 3.2 中关于卡勒姆（Callum）的学校传记，分析他可能从该经历中学到什么。

场景 3.2　卡勒姆的学校传记

卡勒姆在小学阶段的学习饱受困扰，他的父母认为私立学校的小班模式和对个人的更多关注可能对他有利。患有阅读障碍的卡勒姆不仅学业受挫，还时常遭受同学的嘲笑，在班上被称作“笨蛋”。但他在橄榄球运动中展现了非凡天赋——作为队长表现出的领导才能尤为突出。这项运动的对抗特性使得球员们经常受伤。遇到这种情况时，上过急救课程的卡勒姆总会主动提供帮助。他很喜欢这门课程，因为这门实践性强的课程内容很容易理解。中学毕业后，卡勒姆从事了护理工作，因为护理工作实践性强，并且当时护理工作还没有要求高等教育学历。

取得护士资格后，卡勒姆主要完成了与护理工作相关的临床实践课程。他的职业生涯虽有所发展，但也意识到若要更进一步发展，必须完成系统化学习——因为护理教育（包括持续职业发展）现已全面纳入高等教育体系。卡勒姆与一位从大学来到他工作领域的导师一起工作，导师帮助他撰写了一份关于他多年来所取得的学习成果的反思性叙述报告，以便放在证据材料集里提交，这帮助他获得了相当于文凭的学术学分。

卡勒姆热爱从事这类反思性工作，与他的学习风格相符。在老师持续的反馈指导下，他最终完成的材料集规范得体且基本无误。卡勒姆以 55 分的成绩通过评估，这一结果增强了他继续攻读学位的信心。

活动 3.1　反思

- 卡勒姆从学校学到了什么？
- 卡勒姆从他的材料集学习经历中得到了什么？

本章末附有本活动的参考提纲。

场景 3.2 表明，学习经历既可能充满挑战，也可能带来积极影响。正如霍斯达尔（Horsdal，2012）所言，我们如何运用感官与沟通方式，直接影响着“社交大脑”的发展。像卡勒姆与导师分享经历那样，向共情倾听者讲述自己的故事，能让我们在支持性环境中回溯成长路径，从而从经验中汲取智慧。自传式反思正是这样一种转化经历的方式——它将个人历史中的事件与意义串联起来，形成连贯的生命叙事。自传回顾了个体在生命历程中的经历，而反思则深入剖析这些经历之间的联系，探索过去如何影响当下。通过这种方式，我们能基于个人经历积累的认知，找到应对各类场景和问题的新视角。自传式反思不仅帮助我们理解过去，还能识别哪些经验值得延续，从而促进变革的发生。这一过程同样适用于职业经历，尤其是在职业生涯初期。最初，我们只能依赖个人经历作为反思的基础；但随着专业经验的积累，我们会拥有更多“职业地标”可供反思。

久而久之，甚至可能发现“职业价值观”与“个人价值观”出现差异——这种现象值得关注，正因如此，持续的反思与自我觉察才至关重要。忽视这一点，可能导致自我疏离或与亲近之人的隔阂。试想您在护理实习初期的经历：短短数周内目睹的情感冲击与复杂情景，可能超越普通人一生的体验量。无论好坏，对这些经历的反思都能增强您的韧性，帮助您在职业与个人生活中更从容地应对挑战。

遗憾的是，我们常常忽略过去经历的价值，未能察觉它们蕴含的可迁移价值。同样，当某些情景（例如，解剖生理学的学习难度很大，但又是必须要学的）令人倍感压力时，我们可能陷入停滞状态。具有艺术天赋的学习者，可能更擅长形象化理解护理知识而非死记硬背理论框架。承认这种认知偏好，正是克服科学知识学习障碍的第一步。

由此可见，自传式反思并不局限于临床经历或负性体验——我们能够从所有经历中获得成长。这种方法帮助我们在整个生命经历下理解当前处境。通过聚焦个人生命历程，我们能重新定位自我，找到应对挑战的新路径（Horsdal，2007）。这种自我重塑被称为“主体能动性”，它让我们重获对人生的掌控力——我们运用生命资源来制订应对变化的策略（West et al.，2007）。以那位具有艺术天赋的护生为例，通过彩色笔记和绘图来理解科学概念，正是突破学习障碍的创造性策略。尽管关于反思存在诸多定义，但其核心始终呼应鲍德等人（Boud et al.，1985）提出的基本框架：

回归经历；

关注情感；

重新评估；

规划改变。

这与巴克斯比等人（Barksby et al.，2015）提出的反思循环高度一致。该模型的七个阶段清晰对应了鲍德的理论：

R：回顾事件；

E：检视反应；

F：接纳情感；

L：汲取经验；

E：探索方案；

C：制订计划；

T：设定时限。

> **活动 3.2　反思**
>
> 回顾场景 3.2（卡勒姆对学校和护理学习的自传式描述），并思考以下内容：
>
> - 您认为他如何诠释这些经历的意义？
> - 他可能创新探索哪些学习路径？
>
> 本章末附有本活动的参考提纲。

自传式反思探究的是个体如何将过往经历与当下感知相结合的学习过程（Jarvis，2007）。这种反思首先需要思考：如何建构自传式叙事——确定事件的内容筛选标准、当下相关性判定及其依据。例如，整合式学习经历自传，即多米尼斯（Dominice，2000）所称的“教育传记写作”，借助对人生经历多元化学习经验的反思，来深化理解个人学习过程。此类反思涵盖对正式与非正式学习经历的广义解读，对学术研究与实践学习均具重要价值。但当任务完成情况未达预期，或实践督导提出改进要求时，这种反思可能面临挑战。值得深思的是，您如何接收这些反馈信息：是欣然接受并寻求进一步的澄清？还是产生防御心理，感到难堪甚至自我否定？这些恰恰是最有价值的反思切入点——为什么您会有这样的感受？这究竟是源于您的“本心”，还是中学老师的“声音”残留？当年老师的评价在现在的情景下是否仍然适用？毕竟，如今的您已经成长并拥有更丰富的人生阅历，所处的环境也截然不同。这类深度反思常揭示一个有趣的现象：许多护理学生在面对数学、科研或科学相关科目时，会产生畏难情绪，深入探讨后往往发现他们在学生时代曾经历过创伤性事件——可能是考试失利或当众受辱。理解“为何预判的历史会重演”固然重要，但更关键的是反思“为何认定自己会做出相同反应”，这些都是绝佳的反思议题。

通过完成活动 3.3，将自传式经历应用于您的个人生活。

活动 3.3　批判性思维

请花些时间回忆您生命历程中的一个特定故事——可以是个人经历或职业经历——并将其记录下来。随后回答以下问题：

• 是什么让您想起这个故事？

• 它唤起了您怎样的情感？为什么？

• 故事中出现了哪些“声音”？您与这些声音的关系和联系是什么？

• 从那时到现在，发生了什么变化？这些变化是如何发生的？可能的原因是什么？

• 您认为撰写自传体叙事如何能促进您从该故事中学习成长？

本章末附有本活动的参考提纲。

自传体反思还需我们直面自己对过往经历的情感态度，而其中浮现或再度涌现的情感因素可能令我们难以应对。然而，情绪管理能力恰恰是护士核心素养之一。这种觉察情感、辨识其诱因及根源的能力，也是我们认识自我人性的过程——这对从事护理职业至关重要。第 1 章场景 1.1 中关于希瑟的故事就印证了这一点：她在学习障碍社区实习时，敏锐察觉到某些漠视他人人性尊严的行为，并认为这可能是造成护理缺失的根源。保持情感疏离或许是另一种有效的应对策略，即通过压抑那些至今仍产生影响的过往情绪来实现。此外，文化价值观也是自传式反思中值得深入探索的领域，第 6 章将对此展开详细讨论。

在解析自传式反思的内涵并举例说明后，我们接下来将探讨如何整合个人经验与专业实践。

三、整合个人经历和职业经验

个人经历是一座丰富的资源宝库，尽管它与专业生涯的关联性未必总被察觉。

然而正如前文所述，个人经历中培养的技能与认知，恰恰是构建职业身份和专业能力的基石。我们在生活中承担着多重角色——如父母、委员会成员、社区团体领袖、活动指导教师等——都能带来与专业经验交融的宝贵体验，以多元方式推动知识与技能的提升，从而促进护理专业能力的发展。

完成活动 3.4 将帮助您识别：哪些角色经历能为您的（实习）护士身份提供独特价值。

活动 3.4　反思

请花时间思考您在个人生活中承担的角色及参与的不同活动，并逐一列出来——最好写下您需要承担的职责，这会使它们更加清晰可感。您可能会想到诸如艺术家、社会活动者、志愿者、照护者等角色，但这些例子并非全部，还有许多其他角色也能带来同样宝贵的经验。需要注意的是，从这些角色中获取的知识深度取决于：您担任该角色的时长、掌握的通用技能以及展现和表达这些经历的自信程度。

现在，请思考这些角色如何与您的职业生活相结合。花些时间反思以下问题。尝试每次聚焦一个角色，完整回答所有问题后再转向下一个角色，这样可能会更容易：

- 履行该角色需要运用哪些知识？这些知识从何获取？您是否意识到自己正在学习这一角色？若是，请详细描述这段学习经历。
- 该角色是否涉及特定技能？若有，请具体说明。这些技能是如何习得的？当时是否意识到正在学习这些技能？若是，请详述该学习经历。
- 这些技能如何转化应用于不同情景？换言之，请举例说明您是如何将某一情景中学到的经验转移运用到完全不同的场景。
- 这些能力与护理专业角色存在哪些具体关联？

由于这项活动是基于您自己的经历，因此，本章末并未提供参考提纲。

完成活动 3.4 后，您现在应该对反思方向有了更清晰的认识。整合个人经历和职业经验，需要思考两者各自的贡献以及其相互关系。值得牢记的是，个人经历和职业经验共同塑造了一个结果——您自己。如前所述，任何一方的改变都会自动影响另一方。正是在整合过程中，知识才能被融会贯通，或以更具创造性的方式重组。例如，通过父母角色获得的知识可能包括生命周期发展、疾病管理、沟通协商、领导力、组织能力、营养学、急救技能以及学习方法。整合的过程就是将这些知识与专业角色所学相结合，并通过富有想象力的反思，发现新的可能性和做事方法。

正如第 1 章所述，想象是将自己置于未知情景并思考行动及其可能后果的过程。这意味着，当您刚进入护理专业或新工作环境时，您可以基于个人经验，设想如何应对课堂上讨论过但尚未亲身经历的情景。“想象”是一种思考和质疑可能性的方式，是专业发展的重要组成部分（Parse，2004）。反思性想象更进一步，它将个人经验与专业经验相融合，通过自我认知确定所需（甚至理想）的应对方式以及您可能的反应，进而思考您可以发展哪些能力以及如何发展。阅读下面“案例呈现”中的马克（Marc）的传记，有助于理解这一过程。

案例呈现：马克的传记

马克出生在法国，但从 7 岁起就在英国长大。目前单身的他，业余时间在一个慈善机构做志愿者。作为成人护理学徒制课程的应届毕业生，马克最近在社区实习过程中经历了一个特别的案例——这段经历让他深刻体会到如何将个人经验与专业知识有机结合，并准备将其纳入他的电子档案中。

在跟随社区护士家访期间，马克参与了一位 24 岁法国青年皮埃尔（Pierre）的伤口护理。皮埃尔在一场严重的车祸中失去了女朋友，自己因受伤严重，左腿膝盖以下截肢，并因行动不便失去了工作。

出院后，皮埃尔的残肢伤口持续恶化，愈合缓慢。尽管皮埃尔英语尚可，但是马克发现皮埃尔随着每日换药变得越来越封闭。

马克尝试着去体会皮埃尔突然失去这么多的感受。马克之前写过一篇关于截肢后创伤应对的论文，他知道这种创伤会引发患者的焦虑和抑郁，但不确定该如何应对。马克意识到自己在慈善热线工作中积累了良好的沟通技巧，并且可以用法语与皮埃尔交流，以帮助皮埃尔敞开心扉，但是他并非专业心理咨询师。在初步确认皮埃尔的情绪状态后，马克及时认识到自身心理健康知识的局限性，于是主动建议督导转介专业支持。

这次经历让马克深刻意识到，心理健康问题与躯体护理往往交织。他萌生了参加心理咨询课程的想法，这对他的专业发展和个人成长都有帮助。通过反思，马克不仅看到整合个人经验和专业知识，能够以更个性化的方式与患者建立连接，也让他明确了未来发展的方向。

马克的个人经历叙述展示了当我们对行动方向感到迷茫时，反思性想象便随之产生。陌生情景中的不确定性往往引发不安。贾维斯（Jarvis，2007）将这种状态称为“认知失调”。虽然听起来可能难以接受，但不确定性其实是批判性思维的常规组成部分。它不仅能帮助我们划定能力边界、判断何时需要求助，更是风险评估的重要前提，正是这种不确定感催生了前文所述的想象活动。人际互动、反思和想象共同构成了批评性思维的有机整体。整合思维首先要求我们承认所有经验都能为行动提供参考，而多元化的实践活动又能反过来帮助整合思维的形成。然而，正如马克的经历所示，当我们意识到知识缺口时，思考过程也会带来不确定性和焦虑。反思和想象既能识别这些缺口，也可能激发不确定性甚至焦虑。然而只有正视这些知识或技能的缺口，我们才能采取行动弥补不足，进而明确界定自身能力的边界。

作为成年从业者，不确定性恰恰会促使我们寻找解决方案。通过自我反思的过程，以及与他人共同反思和想象，我们可以整合这些经验，以拓展解决路径。如图 3.1 所示，该流程展示了如何整合个人和专业经验。

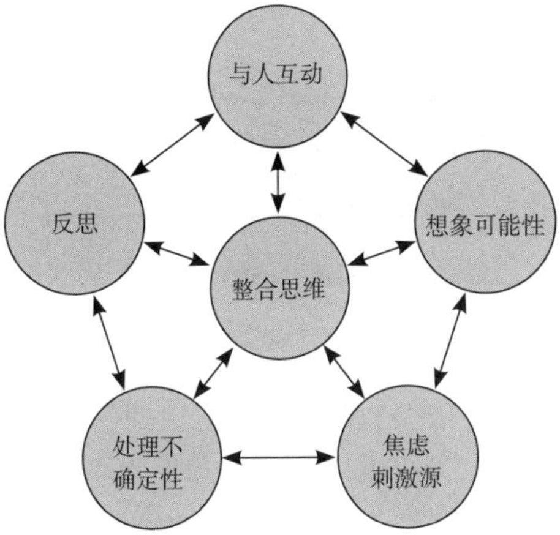

图 3.1　个人和职业经历的整合（Howatson-Jones，2010）

唯有经历认知失调的过程并获取更多信息（包括咨询他人），整合才可能实现。反思型从业者会运用想象力来吸纳反馈意见，从而开拓新方向。当这些步骤全部完成时，整合性思维便将各个部分有机联结。

整合思维依赖于意义建构与符号化过程。我们首先赋予情景特定含义，并与他人交流这一理解。若我们的理解被否定，则可能会顺应他人行为所体现的认知。正如马克的叙述所示，他反复验证了自己对皮埃尔情绪状态的判断。在探讨意义时，我们吸纳多元视角来重新诠释情景——马克由此辨识出皮埃尔的情绪可能转化为需要干预的心理健康问题。然而，当某些外部解读成为公认意义时，它可能固化为行为准则，例如将心理健康护理与常规护理完全割裂。在这个例子中，马克践行了“6C”原则中的三项：同情、沟通和勇气，同情——体察到皮埃尔的痛苦和可能的负罪感；沟通——意识到让皮埃尔能够倾诉、分享感受的重要性，且可能需要使用母语交流；勇气——在无法预知皮埃尔反应或自身应对能力的情况下仍坚持深入沟通，并甘冒风险使用同事听不懂的语言交流，即便可能让社区护士产生被排斥感。

通过关注皮埃尔的健康状况和丧失体验，并协调转介心理健康服务，马克践行了《NMC守则》（2018b）“以人为本”章节中提及的条款3.1、3.3、3.4、4.1和5.4。马克的举措看似理所当然，但正是对当前情况的深刻认识，促使护士主动采取行动。他将皮埃尔及其利益放在中心位置，应用6C原则，同时清醒认识自身优势和局限，从而做出了符合职业标准的恰当决策。

我们通过判断从众行为（如同事、导师、讲师等的想法）是否会限制反思性想象力，或能否帮助我们拓展思维探索未知，来管理焦虑情绪。在整个过程中，我们需要持续觉察并反思经历如何促进自我改变。焦虑虽然让人感到不舒服，但却会刺激我们寻求其他替代方案并尝试变革——前提是需要自我意识来克服制约积极变革的障碍。例如，由于实践导师对马克担忧非常重视，使得他的信心增加。这些要点如图3.2所示：交叉点处以X标记焦虑的影响，箭头代表潜在的转变方向。

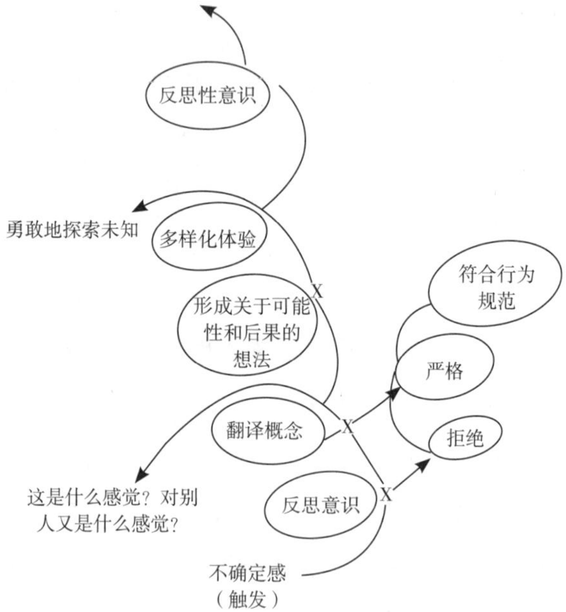

图3.2　反思性想象的图示（Howatson-Jones，2010）

通过完成活动3.5，回顾您自己的意义构建和想法形成。

活动 3.5　批判性思维

• 回顾您的个人经历，找出一个曾让您感到焦虑不安、不知所措的情景，或是您即将开启人生新阶段的时刻。比如您可以回想：刚开始护理专业学习时、首次进入新实习岗位的第一天，或是毕业后成为注册护士的那些日子。

• 反思您是如何理解这一情景的。借助图 3.2 的思维模型，您能辨别出自己当时是顺应行为规范，还是通过发展新观念和反思意识来构建认知？

本章末附有本活动的参考提纲。

活动 3.6　反思

请撰写一份个人人生经历自述。内容可涵盖以下方面：

• 出生地信息；
• 家庭构成（直系亲属、兄弟姐妹、家族成员等）；
• 人生中一起长大的和后来结识的朋友；
• 成长经历；
• 重大事件；
• 教育背景；
• 出入职场经历；
• 职业选择；
• 个人兴趣爱好。

由于这个活动与您自己的经历有关，因此，本章末未提供参考提纲。

在梳理了个人经历并完成意义建构的思考后，结合前文关于自传式反思及个人与职业经验整合的学习内容，现在我们将通过生命故事写作练习来准备您的自传创作。

建议按时间先后顺序撰写自传。初期不必追求事件的完整度，可随时回溯补充记忆片段。创作时可选取一张具有象征意义的个人照片或杂志图片（能体现您的世界观）作为叙事锚点，通过阐述其重要性及与您人生故事的关联性展开叙述。选择具体事例佐证所要呈现的维度时，请注意在描述事件事实性内容的同时，聚焦其深层意义，并始终注意保密原则。完成自传后，请思考以下问题：

• 自传创作过程带给您怎样的情感体验？

• 自传构建过程中出现了谁的声音？例如，您可能发现某些根深蒂固的观念直接源自父母——究竟是您自己的声音，还是父母思想的延续？抑或您意识到自己已发展出与成长教育截然不同的理念？这种觉察引发了何种感觉？

• 您如何调节行文中涌现的情绪？

• 创作过程中是否有什么顾虑？如果有，是什么？

• 是否存在您希望修改的人生经历？如果有，为什么？

• 这个过程对您理解服务对象 / 患者有何启示？

本活动旨在帮助您树立个人价值观并培养专业价值观。例如，思考如何在自我行为方式中践行“6C”原则。在完成自传撰写后，我们将进一步探讨如何通过审视和反思自传内容来促进专业学习。

四、审视和反思自传

在撰写自传时需注意：写作目的将深刻影响叙事方式。虽然本书要求您完成自传写作，但请始终牢记这本质上是为自我而写的历程——请先明确您进行这项活动的个人意图。潜在读者的预设、经历素材的筛选范围都将影响最终文本的呈现，这些要素都将成为后续自传分析的重要维度。

您构建自传的过程本身是一种隐喻：既能展现人生经历如何塑造现在的您，也可能成为修复伤痛、促进转变的疗愈过程（Fischer-Rosenthal，2000）。通过审视自传，您将能提升自我觉察能力；而对自传的反思行为，本质上是在主动掌控人生航向，成为引发积极改变的契机。

深入审视和反思自传需要时间、精力和情感勇气。这一过程从开始整理人生经历起，贯穿写作全程并持续至完成后。作为一项终身持续的活动，理解需要学习的内容并获取相关资源，是终身学习的重要组成部分。建议您定期重读自传，通过审视背景、感受和知识基础来理解自身发展轨迹——这些都是任何反思活动的重要元素。然而，仅靠上述问题尚不足以深入理解个人生活经历对当前情景的影响，以及个人与专业发展的关联。我们需聚焦过去、现在与未来经验之间的联结，考察思维模式的演变过程及其引发的个人反应。另一关键方面是通过分析不同“声音”与浮现的主题（Horsdal，2012）来调节情感表达方式，这有助于理解内在化的内容及其形成机制。虽然深度反思看似“沉重”，但能培养我们应对挑战的心理韧性。《NMC 守则》（2018b）中“提升专业素养和信任”章节阐述了认识到自身行为如何影响他人的重要性（条款 20.3）和保持最佳健康状态的重要性（条款 20.9）。这些条款与珍（Jen）的案例产生了共鸣，压力和失望可能会影响她的学习态度和患者护理。人生难免面临挑战，但培养妥善应对的韧性至关重要，此类反思正是构建这种专业韧性的过程。

场景 3.3 中珍的个人经历叙述，阐明可能影响过去、现在及未来学习进程及其情感关联的重要特征。阅读该案例场景后，请识别其中部分特征。

场景 3.3　珍的个人经历

珍目前正处于心理健康护理专业第一年的第二学期，刚完成 A 级（A-levels）课程的她从小镇来到城市。虽然很享受远离家乡的自由都市生活，但与中学相比更需自主性的大学学习模式让她感到更具挑战性。

作为三个孩子中的老二，珍成长于一个关系紧密的家庭。记忆里全家从未搬离过小镇，她与同住的祖母感情尤为深厚，而每年去海边探望外祖父母则是固定的假期乐事。

“帮助他人”和“照顾病患”的信念让珍从小立志成为一名护士。因为护理教育工作的就业保障和职业的崇高性，父母很支持并鼓励她从事护理工作。但是他们还是有点担心家里第一个上大学的珍离家太远，还有经济压力问题。但是，由于珍获得了特别好的A级成绩，他们觉得自己不能成为女儿的绊脚石。

珍最近收到了她的第一份作业成绩——勉强及格，而且她的首次实习评估也进展得异常艰难。这两重压力使她陷入深深的自我怀疑与沮丧之中。她强烈渴望回到家乡、回到父母和祖母身边，但又清楚自己实习期间不容缺勤。更让她焦虑的是，由于在新朋友们的社交活动中的过度开销，她不得不开始为经济状况担忧。

活动 3.7　反思

•这个传记的个人经历叙述中值得关注的关键特征是什么？为什么？

本章末附有本活动的参考提纲。

阅读了珍的传记并回答了后面的问题后，您会发现“审视”和“反思”存在本质差异。审视自传意味着对事件进行系统梳理并识别关键特征，这包括对事实内容的客观分析，通常涉及以下问题：

•事件时间轴（厘清生命阶段与外部事件的关联性）。

•重大决策节点（揭示特定时期的思维模式）。

•身份认同演变（辨析社会角色与真实自我的张力）。

•显性 / 隐性学习轨迹（知识累积对身份建构的影响）。

审视自传还需要进一步追问更深层次的叙事逻辑。例如，哪些潜在因素主导了故事走向的构建？特定内容的取舍背后反映了怎样的心理机制？这种分析为后续挖掘隐藏意义奠定了基础。

通过对自传的深度反思，您将能辨明“过去”与“当下”的认知差异，理解意义如何随着新知识的获取、关联的建立、策略的明确以及学习的推进而持续演变。这种反思同时揭示着您角色定位与专业身份的动态发展——就像儿时家庭角色（如子女）虽未改变，但成长带来的身份认知转变会重塑您对角色内涵的理解，进而改变家庭互动模式（青春期就是典型例证）。这种蜕变可称为“成为的过程”（process of becoming），同样适用于专业领域：当新手护理人员逐步掌握专业素养（Maich et al.，2000）时，其对职业角色的认知也会发生质的飞跃。初期可围绕以下问题展开反思：

•历史溯源：哪些个人经历赋予该事件特殊意义？（回溯生命历程中的活跃要素）

•意义解码：如何定义新获得的认知洞见？

•环境作用：物理环境、人际网络、文化背景如何共同塑造该意义？

•情感演变：当前感受与既往有何不同？（追踪情感学习轨迹）

•身份重构：事件如何双重塑造“个人自我”与“专业自我”？

•边界意识：面对超出能力范围的要求或不当行为时，您的应对策略是否体现专业边界？

•价值流变：价值观变迁折射出哪些社会文化影响因素？

然而，深度反思还需要我们追问更宏大的命题：我们如何塑造世界，世界又如何塑造我们？例如，来自异国他乡的个体，其身份认同必然植根于原乡的文化基因。反思的起点在于先厘清这些文化底色，才能辨识后续改变究竟源于自主选择，还是迫于环境压力而作出的妥协——就像一位护理人员在面对性取向或性别认同的自我接纳与公开抉择时，其专业身份与个人身份产生的复杂互动。

现在，请运用这些思考维度来审视和反思您的自传，完成活动 3.8。

活动 3.8 批判性思维

请运用前文的建议及以下问题，审查和反思您之前撰写的自传：

- 您的自传对您专业成长有什么帮助？
- 自传中揭示了哪些可供借鉴的替代性学习和决策策略？
- 通过本练习您得出了哪些重要结论？
- 您获得了哪些新的认知和洞见？其形成原因是什么？

本章末附有本活动的参考提纲。

在完成自传审查与反思后，我们现在需要思考这如何影响我们对社会议题的认知。

五、辨识对社会问题的主观看法

撰写自传能帮助我们具象化特定历史时期的社会问题，并通过亲历者视角揭示这些问题如何影响个体。这正是自传提升社会进程认知的重要途径（West，2001）。在医疗保健领域，专业人员既需要关注患者个体经历与医疗服务的独特性，同时也要理解这些个人健康经验如何拼凑出更宏观的公共卫生图景。例如，您的失业经历可能折射出社会福利制度的结构性特征，这类亲身体验甚至能重塑您原有的社会价值观——主观经验所传递的认知力量，往往具有深远持久的影响，成为我们审视社会问题与他人处境的重要透镜。

对主观经验进行批判性反思具有双重价值：确认其在认知建构中的意义，揭示个人观点如何被他者塑造并固化为社会规范（Brookfield，2005）。童年时期被视为“正常且有益”的认知，在成年后的批判性反思中可能显现出完全不同的面貌。这种反思要求我们追溯事件背后的权力关系，并重新评估从中获得的经验。下文将通过社会议题主观认知的案例呈现，具体演示这一反思过程。

案例呈现：识别对社会问题的主观看法

凯莉（Kelly）正处在成人护理学徒制课程的第三年。今年，她所学习的模块重点是培养领导力和护理管理的技能，以及实现向实践的过渡。最近在外科病房实习期间，凯莉负责照顾多名女性患者。其中一位名叫简（Jane）的患者尤其令她困扰，这促使她对自身价值观及社会价值观展开批判性反思。

由凯莉负责接诊的简因疑似乳腺癌需接受手术活检。由于患有学习障碍，简在护理员陪同下来院就诊。这让凯莉感到困惑，因为她自己的弟弟虽然也有学习障碍，却一直与家人同住并在普通学校就读。凯莉起初尝试直接与简沟通入院事宜，但护理员却代为应答。完成入院手续后，凯莉开始为简做术前准备。当发现简对医疗流程表现出明显的恐惧与困惑时，凯莉特意花时间耐心解释，并运用绘画技巧帮助理解——这一沟通方式也延续到外科医生和麻醉师会诊时。为确保简手术后第一眼能看到熟悉的面孔，凯莉全程陪同她进出手术室。

在反思这一经历时，凯莉意识到几个关键问题：她发现自己更关注“患者本身”而非“其缺陷”，但医护人员对简的理解障碍反应有限；这让她质疑学习障碍患者的声音是否真正被倾听。通过自省，凯莉认识到自己“以人为本”的价值观源于照顾弟弟的经历，而弟弟被同学接纳的事实，曾让她误以为这种价值观已是社会主流。

目睹医院等机构存在的障碍后，凯莉开始思考：这些困境是否源于社会对差异性的包容不足？当前的资源配置是否以“缺陷”而非“个人需求”为导向？她追溯自己价值观的成因：与弟弟共同成长的经历使她理解其行为模式。她不禁自问：若不了解弟弟，是否会认为他的情绪爆发很可怕？这种认知差异是否与控制有关？“缺陷模型”是否也是一种控制手段？最终凯莉领悟到：控制有多种形式，而建立良好关系本身就是一种控制方式。

本案例中，凯莉意识到其固有价值观与护理实习生角色认知之间存在认知失调。这种不协调促使她反思社会价值观与个人价值观的差异根源，并开始质疑自身价值观。基于这种批判性思考，凯莉能够以更专业的姿态参与社会讨论，从而更有效地为患者权益发声。建议您查阅《NMC守则》（2018b）中与凯利的情景相关的条款，例如，在以下章节中提及的“以人为本”原则（条款1.1、1.3、1.5、2.1、2.4、2.6和3.4）和“促进专业精神”原则（条款20.5和20.7）。请完成活动3 .9，用于辨识您个人的价值观与潜在假设体系。

活动3.9　批判性思维

您是否经历过某些帮助您理解社会问题的人生事件？请结合以下问题进行反思（建议以英国《平等法案2010》定义的“受保护特征”作为思考起点）。

- 该情景中存在哪些潜在假设？
- 当时主导的价值观是什么？
- 您从中认识到该社会问题的哪些本质？
- 这种认知是否带来了实际改变？

本章末附有本活动的参考提纲。

通过这项活动识别您自身的假设与价值观，并结合反思情景中的认知收获，您将能够在类似情况下更有效地为患者权益发声。

小结

本章阐释了自传写作对专业学习的促进作用。本章就如何编撰、审查和反思个人传记提出了一些建议，为处于起步和成长阶段的医疗专业人员提供了将个人和专业经验融合为有意义学习资源的路径。通过这种方式，从业者得以更清晰地理解自身学习需求与目标，培育专业价值观，并辨识正在形成的专业身份认同。

参考提纲

活动 3.1　反思

卡勒姆可能从中获得的学习启示包括：

•正规学习过程可能伴随困惑与痛苦；

•建立同伴信任与舒适感需要克服困难；

•展现关怀与助人行为是获得群体接纳的关键要素。

活动 3.2　反思

卡勒姆可能形成的认知包括：

•学校学习曾是其成长困境；

•自身具备激励他人的潜能；

•可培养对他人支持的信任；

•寻求帮助需要突破心理障碍；

•确信他人会施以援手仍非易事；

•主动求助实为积极行为。

卡勒姆可以尝试的创新性策略包括：

•用激励橄榄球队的方式重构学习目标表述；

•认知群体中个体优势与角色的互补性；

•采用任务分解法明确学习支持需求；

•建立学习伙伴协作机制；

•运用战术思维规划学习进程；

•定期与导师及实践督导进行学习复盘；

•保持对同伴与指导者的开放沟通。

活动 3.3　批判性思维

您的回答可能与以下要点有关：

•识别重要的人际关系；

•察觉学习中的情感障碍和驱动因素；

•形成对优势领域和待改进领域的认知；

•促进自我认知的深化。

活动 3.5　批判性思维

关于护理预备课程的初始阶段或临床实践过渡期，您可能需要考虑到：

•需明确实践导师、同事及监管机构的期望标准；

•专业行为规范；

•知识体系构建。

在整合思维方面，您可能需要考虑：

•融入团队并理解医疗专业人员的角色内涵；

•通过跨专业合作拓宽视野；

•反思焦虑和不确定性的成因并填补知识空白；

•整合反思性和创新性思维。

活动 3.7　反思

该案例包括以下特征，这些特征为进一步审查和思考护理课程的内容提供了良好的开端：

•从城镇搬到新的城市的迁移适应；

•学习模式转变的挑战；

•社交过程的正向体验；

•原生家庭支持网络的缺失；

•教学和领导力的潜能发展；

•对行动选择的责任担当；

•自主能力的培养。

活动 3.8　批判性思维

在完成这项活动时，您可能通过思考困难事件、过去如何克服这些困难以及如何以更积极的方式将经验带入未来来进行。或者您可能使用了警示故事来说明不当的做法，或是道德故事来示范正确的行为。反思可能包括审视情感和认知两方面的学习，以及您的身份认同是如何发展的。

活动 3.9　批判性思维

这项活动的答案可能集中在以下几个方面：

- 尊严和尊重、以人为本、同情心和整体护理等价值观；
- 假设前提；
- 社会观念；
- 学习成果。

拓展阅读

Dominice，P（2000）*Learning from Ourselves.* San Francisco，CA：Jossey-Bass.

本书阐述了如何通过撰写教育传记来促进我们对学习过程的理解。

Formenti，L，West，L and Horsdal，M（eds）（2014）*EmbodiedNarratives：Connecting Stories，Bodies，Cultures and Ecologies*. Odense：University of Southern Denmark Press.

本书着重探讨身体和情绪以及其与思维的关系，这些领域在成人学习中经常被忽视。通过整合身份认同、文化背景、理论框架、想象力和专业理念等要素，有效地构建了局部与整体的有机联系。

Horsdal，M（2012）*Telling Lives：Exploring Dimensions of Narratives*. London：Routledge.

本书揭示了个人传记的构建对于向他人展现自我身份及行为反应逻辑的重要关联与意义。

Price，B（2022）*Delivering Person-Centred Care in Nursing*，2nd edn.London：SAGE/Learning Matters.

本书着重强调了收集并反思患者叙事对于提升以人为本的护理服务所具有的重要意义。

第 4 章
反思模型和框架

译者：孙顺霞，胡鑫源

基于《未来护士：注册护士的能力标准》，本章将介绍以下宗旨和能力标准：

宗旨 1：成为一名负责任的专业人员

1.17 持续进行自我反思，主动寻求并回应支持与反馈，不断提升自身的专业知识和技能。

宗旨 5：领导并管理照护以及团队协作

5.10 参与团队监督和反思活动，以促进临床实践和服务质量的提升。

宗旨 6：提高护理安全和质量

6.12 掌握不同资历护理人员在重大紧急事件中的分级响应机制与协同管理模式，确保资源调配与临床决策的效能最大化。

章节目标

通过本章的学习，您将能够：

1. 识别不同的反思模型和框架；

2. 分析不同模型和框架的优势和局限性；

3. 为您的反思选择一个合适的模型或框架。

一、引言

场景 4.1　简（Jane）对同理心的运用

简是一名二年级的实习护士，目前在外科门诊部实习。一天，简在候诊区巡诊时，有一个女人，看起来情绪激动，神情紧张。简在第一年实习时就被告知要积极主动地与患者接触，于是她向这位30岁出头的名叫莎拉（Sarah）的患者做了自我介绍。莎拉正在等待医生，想咨询她左胸部肿块的情况。在征得她的实习导师詹姆斯（James）的同意后，简问莎拉是否可以旁听她的诊疗过程。莎拉同意了，随之眼泪夺眶而出。

会诊过程中，主任医师询问患者莎拉对肿块的看法。听到这个问题，莎拉突然情绪崩溃开始哭泣。她坦言自己长期未重视这个乳房肿块，联想到祖母当年因乳腺癌转移去世的经历，怀疑自己可能也罹患了乳腺癌。作为在场护士，简面临两难处境：一方面出于职业本能想拥抱安慰患者，另一方面又觉得不便介入医患之间的深度沟通。最终她选择暂时保持观察。医生耐心倾听患者顾虑后，以专业且温和的态度回应："癌症确实在鉴别诊断范围内，但乳房肿块存在多种可能性。"他建议完善影像学检查和病理活检以明确诊断，并详细讲解各项检查流程。

然而在沟通过程中，医生敏锐察觉到患者处于信息过载状态，理解力明显下降。他立即调整策略，嘱咐简陪同患者到休息室，提供温水及《乳腺健康手册》，并安排下一位患者就诊。简陪伴莎拉反复研读手册内容，协助她将疑问逐条记录。令人意外的是，在门诊量饱和的情况下，医生仍专门预留时间进行二次沟通。交班后简与同事詹姆斯讨论此事，感慨从未见过医生在满负荷工作中仍能保持如此从容的人文关怀。詹姆斯建议她深入思考这种诊疗模式对患者预后、团队协作及医疗机构发展的积极影响。

当晚简系统梳理了日间见闻：首先注意到该专家全程践行"四目相接"原则——问诊时既未分心书写病历，也未频繁查看电脑，完全聚焦于患者；其次在信息传达环节采用"分层讲解法"，给予患者充分的认知缓冲时间；这些细节令她联想到自己接受宫颈癌筛查时，因医务人员未充分解释检查结果而产生的焦虑感。由此引发更深层思考：这位医生的共情能力是否源于亲身就医经历？或是曾目睹亲属遭遇类似医疗情景？这样就可以解释这位医生的行为了。

简试着推想莎拉后续的就医体验——当患者的焦虑被真正倾听时，诊疗结局将会如何改变。她相信这样的主任医师会让整个医疗团队如沐春风，而这种跨专业协作形成的凝聚力，最终会转化为机构的人文品牌优势。通过这次反思，简最大的收获是领悟到"倾听"这项看似简单的技能在优质护理中的核心价值。次日与詹姆斯讨论时，对方深表赞同，并建议她将观察到的正向案例转化为可复制的临床沟通模式。

第二天，在门诊候诊区，简注意到一位老年女性患者斯科特（Scott）夫人不断焦躁地看表。护士主动上前攀谈时，刻意控制视线不聚焦在对方手部、颈部的色素沉着皮损上——尽管那些斑块看起来瘙痒难忍，简仍设身处地体会到患者因外观异常可能承受的心理压力。斯科特夫人透露她的丈夫患有痴呆症，主要由她来照顾，所以她着急回家。简在问诊过程中，告知了医生这个情况，因为她注意到，在此之前，医生仅关注了患者的身体情况。这样促进了医生发现压力是斯科特夫人症状的潜在原因。

活动 4.1　反思

读完这个案例后，设想自己处于简的处境，或回忆您曾亲身经历的类似场景。简要描述这一情景，作为后续反思的基础框架。当您在脑海中清晰构建出该情景后，请针对以下问题简要记录您的思考：

- 当面对一位与您年龄相仿却深陷困境的患者时，您脑海中会浮现哪些念头？请进一步思考：当您身处这样的情景时，您的实际感受如何？这些想法和情绪是否能与患者产生共鸣，还是存在明显差异？现在请您回顾当时的具体应对方式——您是否意识到自己的言行正受到这些内在心理活动的影响？例如：是否不自觉地被带入相似的情绪状态？这种共情是否反而导致您采取了更为保守或程式化的应对方式？从专业角度审视，您认为这样的反应属于“职业化行为”范畴吗？请阐明您的判断依据及其理论基础。
- 当面对年长患者时，您的应对方式会有所调整吗？如果有，为什么？如果没有，又是为什么？试着从您如何理解“以患者为中心的护理”的角度来思考您的情况。

由于这是关于您自己的反思练习，因此，本章末未提供参考提纲。

本反思练习展示了情感触动的情景如何激发深度思考。在后续章节中，您将通过具体的案例实践，运用不同的反思循环模型来完整演示反思过程的各个阶段。特别对于临床经验尚浅的护理人员，这些结构化反思工具能有效帮助您系统性地梳理学习收获。

本章将介绍多种反思模型与理论框架，供初学者在构建系统性反思时参考选用。我们特别建议：在运用这些工具时，既要了解各反思模型的优势，也要认识其局限性，从而选择最适合您当前需求的反思方法。在提供的案例呈现与情景研究中，我们将重点关注以下关键反思问题，帮助您掌握提问技巧。

二、反思框架

唐纳德·舍恩（Donald Schön，1991）深入研究了专业人员的思维模式，将其界定为“行动中反思”（reflection-in-action）与“行动后反思”（reflection-on-action）。在临床情景中，我们持续重构问题，并通过这种动态重构发现新的实践启示，进而指导后续的适应性调整。舍恩将这一过程定义为“框架重构”——通过重新界定情景中的角色认知与观察视角，新的现象得以显现，从而催生差异化的问题解决方案。在这个例子中，简观察到一种与她惯常经历的紧张型沟通形成鲜明对比的积极沟通模式。通过系统分析这种模式对患者、医疗机构及自身的多维价值，简重构了自己的沟通框架，进而反思如何通过态度与沟通方式的优化来提升工作效能。这种“行动前反思”（reflection-before-action）的思维，在她谨慎接触斯科特夫人时发挥了指导作用。初次接触患者时的忐忑是完全可以理解的，但简通过捕捉斯科特夫人的语调、非语言信号及措辞特征，结合既有沟通理论，实现了对患者诉求的精准回应。因此，“行动中反思”本质上是一种承认不确定性的问题解决实验，其核心在于与情景保持“反思性对话”（Schön，1991）。

这种实时互动的优势在于：我们通过持续解读情景线索并作出响应，从而动态调整实践轨迹。但该模式的局限性在于，大量反思过程往往以直觉经验的形式无意识发生。所谓“直觉”，意味着任何语言描述都无法完全还原实践中的行动逻辑、隐性知识及专业艺术性（Schön，1991）。通过完成活动 4.2，您将更深入理解这些核心观点。

活动 4.2　循证实践和反思

请选择一位临床带教老师、课堂讲师或您所在领域的高级实践者作为观察对象。重点关注其执行活动时的流程及对每个步骤的认知意识，思考以下问题：

- 何时明显可见其改变了原有操作方式？
- 是否存在因思考而暂停并调整方向的情况？
- 当您或他人提问时，对方如何回应？
- 他们的答案是怎么形成的？

本章末附有本活动的参考提纲。

行动中反思的过程使得我们能够在实践过程中即时调整从经验中获得的学习。第 11 章将深入探讨的批判性分析（即批判性反思）有助于系统化和记录这些思维过程。在进行护理操作时，您可能意识到自己并未刻意思考，而是基于对情景需求的判断做出反应——这是因为暂停操作时，我们才能更清晰地觉察自身的思维与行为模式。通过回顾实践过程，我们得以认知其中蕴含的学习价值。舍恩（Schön，1991）指出，在行动过程中过度思考反而可能阻碍操作的流畅性。虽然您可能觉得对每个步骤的深思熟虑会限制行动效率，但需要理解的是：学习新技能时逐步思考是完全正常的。随着经验积累，您将逐渐发展出在开展活动同时进行实时思考（行动中反思）的能力。而同样重要的是对已完成行动的回顾性反思，这种被称为“行动后反思”的实践能让专业人员更深入地理解自身的思维过程与决策依据。如场景 4.1 所示，行动后反思能提炼出可供未来借鉴的学习要点，这对新手尤为有益。完成活动 4.3 将帮助您识别通过行动后反思获得的具体成长。

活动 4.3　批判性思维

请结合场景 4.1 案例思考并回答下列问题。完成这一过程后，请进一步反思：您所采用的提问提示类型是否会影响反思的深度与方向，以及如何决定哪些要素会被识别为关键反思点。

完成上述练习后，请选取近期与带教老师共同处理的临床案例（资深从业者可回忆指导实习生的经历），围绕以下要点进行结构化分析：

- 患者的问题是什么？
- 开始时你们都清楚这个问题吗？
- 在这种情况下，对这个问题有不同的解释吗？
- 问题是怎么变得清晰的？
- 在这种情况下您是否意识到这一点？
- 在这种情况下，您有什么发现？
- 这些发现对您的后续行动有什么影响？
- 您的后续行动是如何解决这个问题的？
- 您从这种情况中学到了什么？

本章末附有本活动的参考提纲。

在完成活动 4.3 的过程中，您可能已察觉到某些当初未能明晰的实践要素，或识别出自身知识体系的待完善之处。接下来的章节将探讨如何运用反思模型，对深化专业认知发展以及检验当前实践的证据基础进行系统性审视。

三、反思模型

反思需要付出一定努力并通过实践来保持对思想、情感和记忆的持续关注，从而促成恰当的改变（Taylor，2010）。例如在面对临终与死亡时，护理人员可能会产生情绪困扰。此时运用反思模型往往很有帮助——它不仅能保持思维聚焦，更能识别反思性学习的关键阶段。当处理复杂临床问题时，模型框架能提供思维支点，既帮助您持续推进思考，又能最终形成问题处理方案。选择适合个人需求且易于操作的模型至关重要。需要强调的是，要使反思真正产生价值并推动终身学习持续发展，必须对日常护理实践和学习经历进行定期反思。事实上，我们每位护理从业者都应努力将反思内化为职业身份的核心特质——使其成为如同呼吸般自然的存在方式，而非为了完成任务附加的额外工作。

在第 1 章中，我们提到了巴克斯比等（Barksby et al.，2015）提出的临床实践反思新模型，但同时也指出，这一“新”方法实则建立在早期经典模型的基础之上。因此，了解护理领域反思性思维的发展历程颇具意义。以下介绍的几种模型提供了不同的视角、反思重点及可供自省的问题。这些模型的核心原则相似，均提供了支持反思思维的框架和引导性问题。但在选择适用模型时，需结合具体情况加以甄别——除了个人偏好外，不同情景可能更适合某一特定模型。

琼斯（Johns，2013）通过与处于不同职业发展阶段的临床工作者共同实践，历经数年时间逐步完善了以下反思模型。需要特别强调的是：反思是一个动态过程，其实施方法始终处于演进之中。因此，任何模型都只能作为反思指导框架，而非最终定式。

四、结构化反思模型

结构化反思模型（Model of Structured Reflection，MSR；Johns，2013）旨在帮助护理人员更全面、更深入地审视自身经历，从而真正从中学习。该模型的出发点是为反思创造空间——琼斯（Johns，2013）称之为“让心灵回归”，即让心静下来，以便专注思考。随后，该模型还提供了一系列反思引导问题，供从业者在反思某一情景时思考。

概念总结：MSR 反思引导框架

•让心灵回归。

•对正性事件和负性事件的描述。

•结构化反思维度关键识别要素：

☆该情景中哪些问题值得重点关注？

☆当时他人感觉如何，其情绪成因是什么？

☆我当时的情绪状态如何？触发这些情绪的因素是什么？

☆我想达到什么目的，我的应对是否有效？

☆我的行为对患者、他人和我自己产生了什么影响？

☆我的行为在多大程度上符合最佳实践原则与个人职业价值观？

☆哪些已有知识指导了我的决策？

☆当前情景与既往经历存在何种关联？

☆哪些潜在假设主导了我的临床决策？哪些因素塑造了我对该情景的感知、思考与反应模式？

•相关的预期：

☆如何重新解构该情景以做出更有效的应对？

☆若采取不同应对方式，将对患者 / 他人 / 自身产生何种影响？

☆哪些因素可能阻碍我采取新的应对方式？

☆此刻我对该经历的情感体验如何？

•相关见解：

☆我获得了哪些新的认知？

（资料来源：Johns，2013）

这些反思引导要素涵盖美学、个人、伦理、经验及反思性维度，与卡珀（Carper，1978）提出的护理认知基本模式（Johns，1995）相呼应：

•美学维度关注个体对情景及相关者的感受、反应与认知。

•个人维度探讨影响个体的内在因素。

•伦理维度检视行为与信念的关联。

•经验维度聚焦所运用的专业知识。

•反思性维度则着眼于经验之间的联结及实践改进的替代方案与可能性。

接下来的案例研究将运用这些要素，具体展示该模型的应用方法。

案例研究：塔玛拉（Tamara）的安抚经历

塔玛拉作为实习护理助理在妇科病房工作，她的实践导师安排她到早孕部门与超声护士皮普（Pip）共同学习。皮普为一名叫莫妮卡（Monica）的孕妇做超声检查时，发现胎儿没有心跳。当她告诉莫妮卡这件事时，对方自然陷入极度悲伤。皮普请塔玛拉留下来陪莫妮卡，自己则去处理后续安排。

塔玛拉把莫妮卡带到一个独立房间，以便她能有个表达情绪的空间。塔玛拉首先向莫妮卡表达了深切同情，并鼓励莫妮卡尽情说出自己的感受，听到这里，莫妮卡开始轻声啜泣。塔玛拉坐在离她较近但保持适当距离的位置，因为她不确定莫妮卡是否能接受与陌生人有肢体接触。她让莫妮卡哭了一会儿，然后问她是否需要联系谁。莫妮卡说她的伴侣在工作，不想打扰他。并询问为什么她的孩子会死去。

塔玛拉解释说，她是一名实习生，可以叫皮普来解释。此时皮普刚好走进房间来介绍后续的安排。她告诉莫妮卡胎儿死亡的原因往往难以明确，但会安排进一步检查。皮普和莫妮卡都向塔玛拉表达了感谢。

当天稍晚的时候，塔玛拉的临床老师琳恩（Lynne）来到病房。她注意到塔玛拉神情低落，便带她到安静区域交谈。塔玛拉讲述了上午的经历，坦言自己因未能提供更多帮助而内疚，却又不知还能做些什么。琳恩引导塔玛拉回顾整个情景，指出她通过保障隐私、给予情绪释放空间实践了以患者为中心的理念，既没有将自己的观点强加于人，又在遇到知识盲区时及时寻求支持。琳恩问塔玛拉她从中学到了什么。她答道最深刻的感悟是：我们并非总能找到答案。尽管仍觉得或许能给予更多安慰，但通过与琳恩探讨肢体安抚的可能性，并接受导师建议重温沟通技巧的文献后，塔玛拉的情绪逐渐平复。她想下次遇到类似情况时，会主动与实践导师交流心得。尽管如此，她仍认为自己较好地处理了这次困境。

本案例揭示了反思在职业实践中的双重作用：它既能对行为进行有效修正，也能对成功经验给予正向强化。通过运用反思模型，我们可以洞察他人潜在的思维模式及其应对方式，这一视角值得深入探讨。通常，我们倾向于反思那些不尽如人意或存在改进空间的情况，这固然至关重要，但我们更应认识到：大多数临床行为本质上具有高质量，能够达到预期效果并收获较高的患者满意度。因此，对成功实践的反思同样关键——这类情景不仅提供了有效策略的实证线索，更能帮助我们识别自身优势，从而构建出一套经过实践检验的多元化应对方案。有人可能会说，这种反思过程本质上是在培养职业直觉，但其真正的力量源于我们有意识地对反思工具的系统性运用，无论是事前预演、事中监控还是事后复盘。

五、反思阶段模型

我们再看看阿特金斯和墨菲（Atkins and Murphy，1995）的另一个模型，该模型以情感触发、认知重构和思维创新为基石，将反思过程划分为三个核心阶段。

- 阶段 1：识别不适的情感；
- 阶段 2：对情景的批判性分析；
- 阶段 3：形成对情景的创新观点。

该模型的第 1 阶段以不适感为触发点，促使个体开始反思这些情绪的成因及应对策略，其中包含对自身知识储备是否充分的评估。阿特金斯和墨菲（Atkins and Murphy，1995）特别指出，这种触发情绪未必是负面的，也可能与某些成就带来的积极感受相关。这一点得到了贾维斯（Jarvis，2007）的证实，将这种状态描述为“认知失调”更具解释力——当既有经验被打破时，这种失调会促使人们反思正在发生的变化。换言之，初次经历某事件可能引发陌生感与不适感，或是因不确定他人对自身的期待，或自身应有的表现标准而产生困惑。

第 2 阶段着重审视知识运用情况与潜在的知识缺口，同时辨析情景对自身情绪的影响，以及自身经验 / 经验不足对情景的反向作用。此阶段旨在建立情绪、知识、信息与情景 / 个体的多维联结，从而催生新的认知洞见。

第 3 阶段将这些洞见明确界定为“反思成果”，并规划如何将所得认知转化为实践指导（Atkins and Murphy，1995）。

六、基于学生视角的反思模型

您可能感兴趣的另一个反思模型由斯蒂芬森（Stephenson）提出，并收录于帕尔默等人（Palmer et al.，1994）所著书籍中。该模型基于学生对自身角色、感受、行动、期望及知识的系统性审视，同时关注经验所处的更广阔社会背景。这些问题与您的学习阶段高度契合，其独特价值在于引导您将专业实践与可能影响临床情景的政治社会因素相联系。

斯蒂芬森反思模型的核心问题如下框所示。

概念总结：斯蒂芬森的反思模型（基于学生视角）

- 我在该情景中的专业角色定位是什么？
- 我的心理舒适度如何？产生这种感受的原因是什么？
- 我采取了哪些具体护理措施？
- 我和其他人的行为如何？
- 这些行为是否恰当？
- 我该如何优化自己、患者和带教老师的处境？
- 未来我该如何做出改变？
- 这次经历是否让我对自己有新的认识？
- 实际情况与我的预期是否存在差异？差异点及原因是什么？
- 这次经历是否改变了我的思维方式？
- 哪些理论知识或研究证据可应用于此类情景？
- 该情景反映出哪些宏观层面的问题（如政策 / 社会因素）？
- 我对这些宏观问题的看法是什么？

（资料来源：Stephenson，1993，转引自 Palmer et al.，1994）

经验丰富的临床教育者可将这些问题纳入教学评估体系，通过与学生的共同反思促进反思性学习能力的培养。

七、基于自传视角的反思模型

最后一个模型由霍华森·琼斯（Howatson Jones，2010）提出，模型提出了一系列探索性问题，旨在从更宏观的历史视角激发反思思维。这些问题源于个人研究，尤其适用于人际互动工作场景的反思。

概念总结：基于自传视角的反思

- 我带入该情景的既有认知是什么？还需获取哪些知识？
- 我采取了什么行动？其决策依据是什么？
- 他人的认知框架如何影响其反应方式？
- 当前应对的质量如何？它引发了我怎样的情绪和行为反应？
- 当前反应与既往应对存在哪些关联？
- 是否存在禁忌情况？原因是什么？
- 自传中的什么影响了我对情景的关注？
- 还有哪些潜在因素可能影响该情景？
- 情景中使用的语言或关于这种情景的语言揭示了什么？
- 我的学习涉及哪些维度？（如心理、生理、情感（行为）、精神或自传）

（资料来源：Howatson Jones，2010）

霍华森·琼斯（Howatson Jones，2010）模型提出的问题为反思自传如何影响认知和反思方式提供了绝佳契机。在场景 4.1 中，简运用她对其他医患互动的既有认知来反思这位顾问医生沟通方式的差异，并基于自身作为患者的经历，思考其态度差异的潜在原因。

这种对自传影响的质疑至关重要，它能避免形成认知盲区——这些盲区可能阻碍我们发展更优的应对能力。同样，培养对自传的理解力可以帮助您多角度解读情景，理解为何顾问医生的方法在某些情景中更有效。

需注意的是，“模型”与“反思循环”这两个术语常被混用。本质上，二者都提供结构化框架来帮助检视反思性学习，但有些框架更具循环特征，因此被称为反思循环。接下来我们将探讨几种反思循环模式。

八、反思循环

反思循环能够将不同实践经验中获得的认识相互联结，反思循环既可帮助学习者厘清专业成长轨迹与待强化领域，又能推动学习者制订具体改进目标和行动计划。目前有几种不同的反思循环模型，其中吉布斯（Gibbs，1988）提出的经典模型（图 4.1）最具代表性，该模型通过情景描述、情感认知、效果评估、成因分析、行动规划等递进步骤系统引导反思过程。

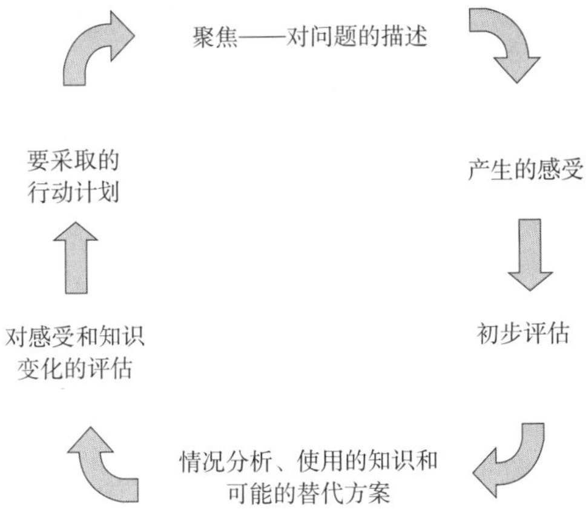

图 4.1　反思循环（改编自 Gibbs，1988）

对情景的描述应聚焦关键要点，即主要优先事项。通过觉察情绪，学习者可以思考如何处理照护工作和学习中可能引发的复杂情感。评估阶段需要思考核心问题所在，进而通过以下方面进行深入分析：现有知识储备、需补充的知识领域、该情景下可能采取的其他选择及其潜在后果。基于此分析，需进一步考虑如何调整对该类情景的认知，以及未来类似情景下的应对策略，最终制订具体行动计划。该循环的关键在于，分析必须导向促进学习发展的行动方案。

现在，请运用吉布斯的反思循环完成与本章开篇的场景 4.1 有关的活动 4.4。

活动 4.4　反思循环：反思

•根据吉布斯（Gibbs，1988）反思循环的关键阶段，找出场景 4.1 中与之对应的内容。建议将分析结果单独列出以便梳理。

•在已归类的内容中，用下划线标出体现各反思阶段行动要点的关键词句。

本章末附有本活动的参考提纲。

通过运用吉布斯（Gibbs，1988）的反思循环分析场景 4.1，您可能已经发现简需要学习更多关于专注倾听的知识来提升她的沟通技巧。在基于吉布斯模型拓展的戴维斯（Davis）反思循环新增了一个阶段，即基于证据的变革（Davis et al.，2011）。下面我们将探讨另一个反思循环。

德里斯科尔（Driscoll，2007）提出的反思循环源于经验学习，将反思过程解构为三个核心问题：

•发生了什么？

•意义何在？

•后续行动如何？

这三个问题系统涵盖了通过反思进行学习时需要明确的解读、探究和呈现过程。“发生了什么？”指能够用语言描述情景。这需要对事件进行思维整理以启动反思过程。在场景 4.1 中，简先在候诊室与莎拉建立治疗关系，然后在她的许可下陪同就诊。她对顾问医生不同于既往经历的的沟通方式感到意外。“意义何在？”要求开始分析体验中的重要方面以获得新认知。当简分析该情景重点时，她意识到顾问医生展现的专注倾听品质与其他医护—患者互动存在差异。“后续行动？”则基于这些发现提出新的行动计划，这些行动计划需要根据不同情景进行调整。简认识到自己过去并未真正做到专注倾听患者诉求，这是她未来沟通中需要实践的技能。德里斯科尔（Driscoll，2007）的反思循环简洁高效，易于记忆，这些问题能够轻松融入课堂或临床对话，从而创造更多反思机会。

正如前文所述，您可能已经注意到各类框架、模型和反思循环存在某些相似之处。接下来介绍的这个循环正是基于这一观察，并融合了我们目前探讨的所有核心原则。贾斯珀（Jasper，2003）指出，大多数反思循环都是建立在“经验 - 反思 - 行动”（ERA）三要素的基础之上。和前面的例子一样，这个反思循环始于您正在经历或曾经参与的某个事件 / 情景。这种经历可能是最近发生的，也可以是您长期累积的。反思意味着用全新视角重新审视熟悉与陌生的事物，评估现有资源、相关参与者（或需介入者）以及其他可行策略。行动则指对所学内容及新策略的具体实践。这些反思循环会随时间推移形成螺旋式递进（Jasper，2003），成为个人发展与知识建构过程中的有机组成部分（Johns，2013）。换言之，通过串联不同反思阶段的学习成果，您将更清晰地把握自己在这些方面的发展轨迹：自我认知、专业素养、环境与文化理解、人际洞察以及支撑这些领域的理论知识。反思的本质在于建立经验与实践的联系。

在学习了多个反思框架、模型和循环后，请完成活动 4.5 以巩固理解。

活动 4.5　批判性思维

- 各类框架、模型和循环的主要共性和差异是什么？
- 哪些看起来更易于使用，为什么？
- 哪些看起来更难使用，为什么？
- 不同的框架、模型和循环是否适用于不同类型的情景？如果是，为什么？
- 您认为这些框架、模型和循环各自的优势和局限性是什么？

本章末附有本活动的参考提纲。

小结

本章介绍并探讨了几种不同的反思框架、模型和循环，可供您在反思开始或过程中选择使用。

通过场景 4.1 的案例呈现和活动，您有机会尝试运用不同的反思形式。这些反思工具本身并非目的，而是为您提供一个起点，帮助您开启自己的反思之旅。它们能够协助您梳理那些有时难以面对甚至令人痛苦的想法，同时也能帮助您识别如何复制和扩大成功经验。当时间紧迫时，遵循既定的反思框架有助于保持思路不偏离正轨。关于如何为这类反思创造空间，我们将在下一章进行更深入的探讨。

参考提纲

活动 4.2　循证实践和反思

您可能已经注意到，您的实践导师、讲师或资深从业者在承担临床实践或教学任务时，能够轻松自如地围绕主题展开讲解。例如，实践导师在为患者更换伤口敷料时，会根据患者疼痛反应调整操作手法，同时向患者解释敷料的作用及伤口愈合进展。同样，在临床科学课上，讲师发现部分学生没听懂时，可能会邀请学生扮演氧分子，坐在一辆由四把椅子组成的血红蛋白“运输车”中（每车可以载四名乘客）。资深从业者在娴熟完成检查的同时，还能同步向患者和您进行教学指导。这些专业人士在接收患者 / 课堂的反馈信息时或许会有短暂迟疑，但其后续调整往往不露痕迹。然而，当患者向实践导师提问，或者学生向讲师请教时，就会出现更明显的应答停顿。回答通常需要经过对话确认，既确保回应符合提问者预期，又验证其理解程度。

活动 4.3　批判性思维

您可能遇到过与压疮形成有关的患者问题。您和您的实践导师或学生可能已经注意到皮肤颜色和外观的变化。

由于知识水平的差异，对问题严重程度的判断可能存在分歧。直到对比各自的评分结果时，您可能才意识到这一点，并发现使用某些评分系统时很容易高估风险。其中涉及的主观性程度可能会让您感到惊讶。如果您是一名经验丰富的从业者，您可能已经考虑过患者发生压疮时的责任问题。您可能会更加谨慎，坚持每次使用相同的工具定期评估风险以监测变化。您可能已经认识到，评估工具的好坏取决于使用者的知识水平和观察能力。在反思过程中，请尝试将您的情况与《NMC 守则》（2018b）相关联，例如“有效实践”（条款 10.2 和 10 .3）和“保障安全”（条款 13.1 和 13.2）。

正如场景 4.1、活动 4.1 以及本活动中所提示的，我们的学习大多通过经验获得。这通常是一个无意识的过程，作为终身学习的专业人士，我们需要将其转化为更有意识的过程。这正是“行动中反思”和“行动后反思”重要的原因。然而，要剖析这一过程可能具有挑战性，阅读帕特丽夏 · 本纳（Patricia Benner，1984）

关于“从新手到专家”学习过程的经典著作可能会很有启发。值得注意的是，本纳（Benner）理论的一个关键前提是，随着专业发展，我们倾向于结合情景而非孤立地“解读”各种情况。因此，当讨论您观察到的同事（可能是您的实践导师、学生或其他医疗专业人员）行为时，将活动分解为更小的步骤可能很有帮助，这样可以讨论每个步骤背后的决策过程，以及这些信息如何影响他们的后续行动。

活动 4.4　反思循环：反思

描述

护士学徒项目第二年的简在门诊部实习时观察到：顾问医生在检查患者莎拉时，不仅认真聆听其诉求并详细解释后续流程，还特意留出时间让莎拉思考并提出更多问题。

感受

简对顾问医生展现的同理心沟通方式感到惊讶。

评估

简注意到顾问医生既关注莎拉的语言反馈，也留意其信息消化过程。简想知道为什么这位顾问医生的行为与她以前经历的诊疗模式如此不同。

分析

简回溯性地推测：或许顾问医生本人曾作为患者经历过沟通挫折，又或是因其亲友的就医经历促使他改变沟通方式。她特别注意到这位顾问医生的独特之处——既专注理解莎拉的言语表达，又敏锐捕捉到她显露压力的肢体语言；既给予充分时间让莎拉消化信息，又确保所有疑问得到解答。简深入思考了这种沟通方式的多重价值：不仅让莎拉感受到被倾听的尊重，还营造出积极的团队氛围，堪称高效工作文化的生动体现。在反思这一情景时，建议您参考《NMC 守则》（2018b）。例如，“以人为本”原则（条款 1.1、1.5 和 2.6）和“有效实践”要求（条款 8.3 和 8.6）。

变化评估

简开始思考如何培养自己的专注倾听能力，以提升自身专业水平。

行动计划

简计划阅读更多关于沟通技巧的书籍，尤其是与专注倾听相关的内容，同时将持续反思自身经历，并撰写反思日记记录进步过程，以便与实践导师进行讨论。

活动 4.5　批判性思维

• 您可能已经发现不同反思模式的共同点在于都包含评估、分析和行动环节。而差异则体现在：反思模型要求的思考深度通常高于更易操作的反思循环框架。自传式反思模式独具特色，它要求您系统记录并识别那些自觉注意到的细节。

• 行动中反思可能特别有助于实践技能的初步培养，而行动后反思则能促进实践技能的巩固内化。反思循环框架或许能帮助您结构化地完成反思作业和实践讨论，而深度反思模型则通过书面反思促使您更细致地检视学习成果。

• 您可能注意到：行动中反思的优势在于即时问题解决能力，但其局限在于学习成果的意识化不足。而过度的思考反而可能阻碍行动后反思的发展。反思模型的优势在于提供的思考深度，但所需时间成本可能成为限制因素。某些模型和循环框架中对情感因素的关注是一大优势，能引导情感向积极方向发展，但循环框架的简易性也可能导致问题剖析流于表面。自传式方法虽能促进反思学习的整合，但自我认知的突破也可能带来挑战。此外，您或许也思考过基于可靠证据进行实践变革的重要性。

拓展阅读

Ellis，P（2019）*Evidence-Based Practice in Nursing*，4th edn. London：SAGE/Learning Matters.

这本书将护士的反思性倾向纳入了护理循证实践的模式中。

Gibbs，G（1988）*Learning by Doing*：*A Guide to Teaching and Learning Methods*. Oxford：Oxford Polytechnic，Further Education Unit.

Johns，C（2013）*Becoming a Reflective Practitioner*，4th edn. Chichester：John Wiley.

Moon，J（2000）*Reflection in Learning and Professional Development*：*Theory and Practice*. London：Kogan Page.

Taylor，B（2010）*Reflective Practice for Healthcare Professionals*，3rd edn.Maidenhead：Open University Press.

这些书对本章中讨论的部分模型和框架进行了进一步的解读。

第5章 创造反思空间

译者：彭倩，刘利

基于《未来护士：注册护士的能力标准》，本章将介绍以下宗旨和能力标准：

宗旨5：领导并管理照护以及团队协作

5.9 具有对团队其他成员提供的护理服务提出疑问并给予建设性意见的能力，能协助其识别和达成个人发展的目标。

宗旨6：提高护理安全和质量

6.9 与患者、家属、照护者及同事协作，共同制定有效的质量与安全改进策略，分享反馈，并从成功经验、不良事件及教训中学习。

6.11 认识到接受和管理不确定性的必要性，并展现出对培养自身及他人心理弹性策略的理解。

章节目标

通过本章的学习，您将能够：

1. 定义过渡空间的概念；
2. 识别反思过程中的常见障碍与局限，并掌握相应的应对策略；
3. 分析人际关系的不同类型，探索如何使之更具关怀性与同理心；
4. 思考如何在医疗体系中定位自身的专业角色；
5. 明确促进反思与学习的空间构成要素。

一、引言

场景 5.1　乔治（George）的故事

乔治作为一名注册护士在一家神经科病房工作了几年，在那里他护理过吉莱斯皮（Gillespie）女士。当时，吉莱斯皮女士刚刚被诊断出患有脑瘤，并入院接受检查，通过药物稳定病情。起初，吉莱斯皮女士情绪非常激动，并向乔治吐露心声，说她也是一名护士，知道自己将来会发生什么，她不愿带着残疾生存，也不想成为她长期伴侣的负担。一段时间后，当吉莱斯皮女士因出现严重偏瘫、偏盲及吞咽障碍再次入院时，她认出了乔治，顿时情绪激动。令乔治既意外又欣慰的是，吉莱斯皮女士表示现在已能坦然接受现状，甚至当乔治逗她时，她还会开怀大笑。

几年后，乔治在社区的安宁疗护团队上夜班，接到一位似曾相识的照护对象。当他到达指定地址时，惊讶地发现竟是吉莱斯皮女士——此时她已进入生命终末期，正接受居家照护。吉莱斯皮女士认出了乔治，眼中流露出欣喜。吉莱斯皮女士的伴侣塔克（Tucker）看起来疲惫不堪，并且不善于与人沟通。乔治猜测，多年照料重病的伴侣，已在塔克身上及其与吉莱斯皮女士的关系中留下了难以抹去的痕记。乔治被安排了几次轮班，在他最后一次轮班结束时，吉莱斯皮女士握着他的手，含泪表示他们不会再见面了，因为她确信自己会在这一天死去。回家的路上，乔治心情沉重，为这段持续多年的特殊羁绊即将终结而伤感。当晚安宁疗护团队的协调员来电告知：吉莱斯皮女士确于当日下午离世。

活动 5.1　反思

思考场景 5.1，您可能会发现一些问题。例如，您如何看待服务使用者随着病情发展重新设定心理边界的方式？在支持吉莱斯皮女士和她的伴侣塔克时可能会遇到哪些潜在挑战？试着站在乔治的立场上思考：您对这种情况有什么感受？记下您认为最有益于反思的地方和时间。这是您个人的反思，可与本章末尾的参考提纲进行对比。

场景 5.1 展示了我们在工作中可能遇到的情景：他人的反应往往会与我们内心正在经历的情绪或不确定性产生共振。找到进行反思的时间或合适的场所很困难，或许因为反思会揭露某些令人不安的事实，让我们本能地优先处理其他事务。尽管人们很容易“忽视”这些感觉，但继续以熟悉和舒适的思维方式和行为模式思考会阻止我们探索新的可能，更别提突破现状了。“过渡[1]”意味着从一个立场或观点转向另一种，这种转变过程往往伴随着不适感与不确定感。随着您在护理课程学习和职业发展中的不断深入，你们在知识储备、专业技能和决策能力方面

1 指护理人员在专业成长过程中经历的角色转变与认知发展过程。

将面临更高要求。

本章将反思定义为促进个人探索、成长与蜕变的过渡空间。探讨反思实践可能遇到的障碍和局限，以及可以用来克服这些障碍和局限的策略。本章聚焦人际关系网络中的动态平衡术，引导读者思考如何在多元医疗场景中准确定位自身角色。最后，本章还将探讨如何对自己和他人践行关怀和同情，以及如何构建促进反思与学习的有效空间。

二、寻找反思的时间和空间

如前几章所述，要为反思腾出时间和空间，需要保持兴趣、建立动机并持续投入。泰勒（Taylor，2010）建议每天都应该进行反思，将其纳入常规工作流程能使您更有可能持续观察到自身实践与学习中的趋势变化。这一观点表明，正如在场景 5.1 一样，我们总能在一天中找到适合反思的间隙，然而，反思的空间经常出现在活动的边缘，而且往往是短暂的。

虽然在第 9 章中，我们将会更加详细地讨论反思性写作，但在此需特别指出，像杜威、科尔布、舍恩和琼斯等理论先驱皆强调，反思是我们应该内化的思维习惯，可随时发生并贯穿日常。史蒂文斯和柯柏（Stevens and Cooper，2009）对此进行了详细讨论，强调了杜威（Dewey，1993）关于培养反思性思维习惯的观点。同样，科尔布（Kolb，1984）和舍恩（Schön，2009）讨论了从经验中学习，指出这是培养护理专业态度、灵活性和批判性思维的关键路径。琼斯（Johns，2017）进一步提出，成为反思型实践者不仅是一种“存在方式”，也是建立在持续反思与自我认知基础上的自然延伸。考虑到这一点，请思考场景 5.2，并尝试识别个人生活与专业场景中潜在的反思契机。

场景 5.2　下班后的乔治

离开吉莱斯皮夫人后，乔治骑自行车回家，洗了个澡，吃了早餐，然后上床睡觉。然而这日他睡得不安稳，当安宁疗护团队的协调员18：30打来电话说吉莱斯皮夫人在16：00去世时，乔治并不感到震惊，可能是他早就预料到了。乔治给朋友打电话，约他们晚些时候在酒吧见面，然后沿着海滩跑了整整一个小时。之后乔治和朋友们在酒吧玩得很开心，恰逢卡拉OK之夜，每个人都很愿意拿麦克风唱歌。那天晚上，乔治睡得很晚。

活动 5.2　反思

• 哪些活动可以为乔治提供反思的机会？

请写下您如何处理您感到痛苦的情况，以及您使用了什么策略来达成和解？

本章末附有本活动的参考提纲。

通过这个情景，您可能已经确定了反思的范围和空间。然而，为了最大限度地提高您的学习效果，您的专注力、反思意愿和专业承诺是必要的。当时间有限时，其他优先事项就会占据主导地位，很难在课堂内外和实践中保持在不同情况下的反思学习。

利用支持性机制来保持反思是一种较好的方法。例如，开展团队反思或选择“批判性伙伴”进行深度对话。这种模式能激发责任感并提供额外支持（Bulman and Schutz，2013）。这种支持可以让人更容易面对和处理反思带来的不可避免的变化。同伴的支持对反思至关重要，因为它通过对话创造了双向学习的机会（Johns，2017）。这种对话包含双向反思互动：既要倾诉式反思，又要接纳式反思。例如，当您与某人讨论您的感受时，他们可能会问您是什么引发了这种情绪，这会使您深入挖掘潜在原因与相关因素。同样，倾听者在理解我们思考过程的基础上，也会结合个人经验进行反馈。因此，反思是互利的。在场景5.1中，吉莱斯皮女士和她的伴侣所经历的转变与乔治作为一名护士的情感界限的不确定性产生了共鸣。在乔治的例子中，反思性提问主要发生在内心层面，若能将其思考过程与同事分享（对于实习护士而言，与实践导师交流），或许能带来更大帮助。

作为护士，重要的是要认识到实践是复杂、动态和不可预测的。这意味着，将自我反思作为日常实践的一部分是至关重要的（Crabtree，2003）。因此，与同行进行反思对话应当被视为专业实践的组成部分。尽管我们从理论的角度可能意识到与同行反思对话的重要性，但在临床实践中却常常疏于主动发起或参与这类经验交流。有人可能认为，这种深度思考只适用于新手，但事实并非如此。

接下来，让我们共同思考：反思究竟能创造怎样的成长空间？

三、过渡空间

过渡空间[1]，顾名思义是一个我们正在经历变化过程的心理场域。贾维斯（Jarvis，2006）指出，学习意味着人们从“当下存在”的状态迈向“持续成长”的新阶段。这意味着，在适应调整的过程中，人们会进入一个充满发展可能性的过渡空间，并在此实现自我蜕变。这种学习成长并非偶然发生，而是需要协商互动来实现，为此需要培养自我意识和自我认知，并与实践导师、讲师或同事进行讨论。例如，您可能在开始护理课程时对自己的职业定位有一定认知，但随着专业学习的深入，这种认识可能会因“成为”一名护士而发生变化。同样，如果您是一名经验丰富的从业者，您对自己的职业定位已有清晰认知。然而，随着经验的积累，您可能会变得更加专业，例如，可能成为管理者、专科护士、高级实践

1 源于温尼科特（Winnicott）的过渡客体理论，指支持专业身份转变的心理成长环境。

护士或护理教育者。

活动 5.3　反思

请思考自从您开始护理专业学习以来的专业发展历程，或者，如果您已经是一名注册护士，那么在过去几年里，您在工作上有哪些成长。请具体记录：您在何时、以何种方式实现了这些专业成长？您是否充分把握了临床情景中的学习机会？您在学习上是否积极主动？如果时光可以倒退，您会采取哪些不同的学习策略？

由于这是一种个人反思，因此，本章末没有提供本活动的参考提纲。

过渡空间的概念最初由温尼科特（Winnicott，1965）提出，后被定义为主观内在经验与客观外在经验相互作用的点（Hunt and West，2007；Andrew et al.，2009）。以乔治的护理实践为例：当吉莱斯皮女士与其探讨临终过渡话题时，乔治面临着情感冲击的复杂情景。对于乔治来说，多年来与吉莱斯皮女士的每一次接触，以及他们告别的最后时刻，都意味着他也经历着专业身份的过渡历程：

- 与患者的关系；
- 需要根据吉莱斯皮女士及其伴侣提供的情感线索，重新调适自身情绪反应；
- 学习处理个人情绪，并按照他所理解的“专业行为准则”对其进行“重新诠释”。

过渡空间是由个人和组织构建的：

- 帮助创造这一心理空间；
- 形成清晰的自我认知；
- 建立良性互动关系。

以下案例研究提供了一个示例来说明这些过程。

案例研究：艾伦（Ellen）的受挫经历

艾伦一年级的护理课程即将结束，最近收到的考核结果显示她需要重新参加临床科学考试。在课堂学习中艾伦表现出明显的注意力分散倾向，其本人也坦言对该学科缺乏兴趣。艾伦感到十分沮丧——她明明努力学习过，却未获得足够的反馈来指明问题所在。最初，她认为项目对实习护士的要求有失公允，并对导师心生怨怼，觉得对方未能清晰讲解知识点。挫败感如此强烈，以至于艾伦一度萌生退意。在她的愤怒情绪平息后，她开始考虑自己能做什么。她的朋友麦琪（Meech）已经通过了考试，她不仅鼓励艾伦再次尝试参加考试，并主动提出帮助她复习。

在复习过程中，艾伦意识到她过于深入地关注某些人体系统，而忽略了复习课程所要求的学习目标。不过她对已经学过的人体系统掌握得很好并感到非常自信。艾伦意识到她的学习方法需要调整，通过专注于课程的学习目标，她有信心通过考试。总的来说，这段经历让艾伦收获了宝贵经验，即如何面对挫折并继续前进。在逆境中培养了更强的心理韧性。

这个案例研究表明，过渡空间是一个在场景中通过审视以下两方面互动来实现学习与成长的心理场域：

- 我们的主观体验；
- 外部世界的反馈，即人际互动关系与需要应对的客观情景。

活动 5.4 帮助您确定在您自己的生活中的过渡空间，以及您当前正在经历怎样的学习与改变过程。

活动 5.4　反思

活动 5.4 有两个要素。首先，请回忆您人生中经历重大改变或获得重要成长的时刻，并回答以下问题：

• 当时的情况如何？

• 您当时感觉如何？

• 您学到了什么？

• 这一事件引发了哪些改变？

• 这个经历是否使您发生了人格层面的转变？

• 您所学到的东西是如何影响改变的？

• 您是否注意到后续产生了其他改变？这些变化发生在何时何地？

本章末附有本活动的参考提纲。

在本学习活动的第二部分，选择并写下您在实践中遇到的突发挑战或意外变化的情景。例如，您可以反思以下场景：在极其繁忙的工作期间（如在不熟悉的环境中工作）；需要长时间穿戴个人防护装备（Personal Protective Equipment，PPE）；不得不处理病情危重或濒临死亡的患者。请回答与本学习活动的第一部分列表相同的问题，并记录您的答案，因为您将在活动 5.5 中再次回顾这些内容。现在，请考虑本学习活动的第一部分和第二部分之间的相似之处和差异。

由于这个活动的第二部分是基于具体的个人情景，因此，在本章末尾没有概要答案。

活动 5.4 的第一部分可能侧重于个人情况，例如：

• 您在护理专业学习前和 / 或期间是如何成长起来的（若您是资深的从业者，也可包含学习结束后的成长）；

• 关于学习收获方面的反思。

第二部分着重探讨您在专业实践中的经验学习。通过这两项实践，您可能会意识到从周围的人那里学习的过程会将我们置于一个过渡空间，因为我们面临着调整对当前要求的主观认知。通过识别您生活中出现的过渡空间，您可以考虑哪些障碍和限制会影响您的反思和学习能力。

四、反思的障碍和局限

尽管反思为我们的学习发展提供了机会，但它可能会受到某些挑战的阻碍。一些可能导致反思障碍的困难包括：

• 缺乏反思技巧：陷入情绪感受而无法理清头绪；

• 疲劳：需要付出过多的努力来保持注意力；

• 缺乏时间：生活妨碍了反思；

• 认知局限：未能意识到潜意识层面的反思学习可能强化负面观念；

• 缺乏洞察力：很难认识到个人行为可能会对他人产生怎样的影响；

• 环境干扰：很难找到一个安静的空间；

• 动机不足：未能认识到反思的实际价值；

• 应对困难：因反思过程过于痛苦或会揭露真相而选择回避。

当我们进行反思时，不同的因素可能限制我们完成学习。根据史密斯和杰克（Smith and Jack，2005）的观点，这些因素包括以下几点：

• 某些学习风格能帮助您更自然、更有效地进行反思。

• 对于从业者来说，表达他们所掌握的知识并不总是容易的，且可能无法完全理解带教老师的决策思路。

• 可能缺乏基于循证的最新专业知识。

• 反思可能作为达成目的的工具，一旦目的达成反思就会被中断；换言之，反思仅仅局限于课程要求，它可能将您限制在特定的思维方式上。

在反思实践中，许多制约因素与个人对反思本质及自身角色的理解有关，其中一些因素可以通过加深对反思的理解来弥补。我们可以克服其他因素，比如花时间和空间来反思，但需要付出努力并保持积极动机才能实现。要采取措施克服障碍，这应被视为我们自主规划学习的重要契机。对反思的限制往往会影响我们反思的深度，以及在未充分分析事件本质及其成因的情况下进行反思循环，最终因反思流于表面或无意识状态而导致学习成效有限（Loughran，2002）。

克服这些障碍和局限的另一种方法是寻求同事或临床带教老师的协助来完成反思过程。这意味着您能够与他人分享您的思维过程，并且这种分享能够作为一种挑战，促进您的思维发展，就像在场景 5.1 中所示。这可能会向其他人展示您“成长中”的特质，但这正是展现专业进步并阐明您是如何在不同情况中应用知识的重要组成部分。下一节将探讨如何在多元化的医疗场景中实践这种反思方法。

五、在多样化的医疗环境中定位专业角色

“专业成长”的一个关键点是在不同的环境中找准自身定位。这需要通过以下过程实现：明确自身角色认知以及厘清“现实自我”与“情境所需自我”的关系。例如，在急诊科工作的护士，其角色定位与在心理健康、儿科、学习障碍或社区环境中的角色定位大不相同。在急诊科，护士的角色侧重于快速解决问题，而在其他环境中，护士将与患者合作，解决问题的过程往往更为渐进。尽管在所有护理情景中都需要保持关怀与同理心，但在急诊科工作中，护士可能需要展现更强的决断力，这种差异可能导致不同的专业成长路径。要在特定医疗环境中准确定位自身角色，您需要明确个人专业准备阶段与角色要求的匹配度和护士在多学科医疗团队中的职能定位的关系。这包括：

• 准备进入新环境：把握新工作环境的关键护理优先事项，并识别潜在的学习机会；

• 注意正在发生的变化，主动把握其中蕴含的发展机会；

• 反思您目前的知识：将您的知识与环境中的护理优先事项相结合，通过制

定学习契约等方式弥补不足；

• 反思自己在护理环境中所做的事情、得到的反馈以及专业成长轨迹；

• 总结您对护理环境和自己所学内容的了解；

• 在不同的环境中反思如何应用您所获得的知识。

准备、反思和总结是帮助我们理解如何从不同的活动和环境中提炼专业认知的重要手段。活动 5.5 允许您应用这些方法来思考相关问题，以便您从经验中学习。

活动 5.5　反思

这个学习活动包括两个部分。首先，请回顾您经历的不同实习岗位（或者如果您是一位经验丰富的从业者，考虑您曾经担任过的不同职位）。您是如何完成以下方面的：

• 如何为实习岗位或角色做准备的？

• 如何经历变化的？

• 如何识别他人对您的期望的？

• 如何理解自身在环境中的定位的？

• 如何在环境中实现专业成长的？

• 如何形成职业认同的？

• 离开这个环境时有什么感受，以及为什么会有这种感受？

• 接下来计划要做什么？

对于第二部分，请针对您在活动 5.4 第二部分所选的情景案例回答相同的问题。记录下您的答案。现在，请考虑本学习活动第一部分和第二部分之间的异同。

由于这个活动是基于您自己的经验，因此，在本章末没有提供本活动参考提纲。

也许您对计划中的工作环境变化或意外的变化有不同的准备。也许您曾不得不应对个人焦虑和感知到的风险，如果是这样，您是如何应对的，这是否影响了您的护理质量？您对某些工作环境的改变的感受可能会比其他环境更为积极。通过思考您是如何准备进入这个环境的，反思您在那里学到的专业身份发展，您可以将过去与现在以及潜在的未来联系起来。与您的实践导师或同事讨论这些构建问题是学习过渡空间的一个重要方面，因为它可以使您识别并理解过去、现在和未来的发展方向。

要想在工作中定位专业角色还要考虑您可以在多大程度上选择或者被允许去依赖别人、独立工作和与他人协作。在找准自身定位时，以前的经历（如第 3 章所述）会影响我们对他人和自己的看法（Hunt and West，2007；Andrew et al.，2009）。这可能导致将家长的角色投射到带教老师身上，从而扭曲某些专业反应。该过程在场景 5.3 中进行了说明。

场景 5.3　拉维（Ravi）与两位临床带教老师的经历

拉维是一名三年级的心理健康护士，曾在一家专门的危机干预单位工作。他再次回到这个单位是为了弥补因病缺席的实习时间，并需要接受评估。他的临床评估老师西尔维娅（Sylvia）对他在实习期间的表现持批评态度，当拉维再次被分配给西尔维娅时，她要求和他进行正式面谈，拉维现在为此感到非常担心。

在他们的面谈中，西尔维娅评价拉维没有达到她对他的评估目标的期望。她逐一研究了他存在的问题，并指出拉维需要不断指导。在这个阶段，西尔维娅期望他能独立承担多名患者的护理并独立进行交接班。她担心拉维能否通过评估，并告诉他需要在与患者和工作人员打交道时更加积极主动。

拉维解释说，他知道该怎么做，但希望得到确认以确保正确性。会面结束后，拉维情绪低落，不确定自己该如何改进，感觉自己所做的一切都是错误的。由于西尔维娅即将休假，所以拉维接下来的两周将与另一位带教老师一起工作。

次周周一，拉维与新带教老师温蒂（Wendy）进行了工作交接。温蒂解释了她希望拉维负责照顾和护理哪些患者，并要求拉维回答各项护理要点的优先级。温蒂与拉维一起参与了给药操作、多学科会议和交接等护理工作。她让拉维主导信息汇报，并在必要时补充要点。到第一周结束时，拉维的信心增强了。当温蒂肯定他工作独立性增强后，他开始相信自己能够通过考核。在他实习的最后一周，由于西尔维娅仍没有返岗，因此，温蒂对拉维进行了评估。虽然有一些需要改进的方面，但温蒂最终认定拉维已经通过了评估。

活动 5.6　反思

拉维的应对方式在哪些方面出现了偏差？在确立自身专业定位的过程中，他还可以采取哪些改进措施？

本章未附有本活动的参考提纲。

正如在这个场景中所指出的，人际互动的质量可能会显著影响我们的应对方式和学习能力。当我们认为被负面对待时，我们往往会表现得不太自信。

活动 5.7　反思

请回顾您在活动 5.4 和活动 5.5 第二部分中的反思。仔细想想，您对新环境的看法是如何受您的临床带教老师或熟悉该临床领域的工作人员的影响的？在构建安全、具有支持性的学习与工作环境的过程中，您自身发挥了什么作用？

由于这个活动是基于个人的具体情景，因此，在本章末尾没有提供参考提纲。

创造反思的空间需要运用关怀和同理心来营造一个有深度的学习空间。让我们在反思的空间里思考与关怀和同理心有关的问题。

六、关怀与同理心

学习视角下的关怀与同理心，首先体现为您所感受到的被关怀程度。尽管“6C”原则是为护士照护患者而制订的，但我们也应该将其扩展到同事间的互动关系上。护理实践有时过于繁忙，以至于您几乎没有时间思考，使您长期处于高压状态。创造反思的空间本身就是一种关怀，它让您评估正在发生的事情，并抓住学习的机会，使您能够获得对自己的全新认知（Schmidt，2008）。正如第 3 章所述，关于生平的建构和反思能以充满同理心的肯定性方式改变认知、促进学习。探索“自我”是自我关怀的重要组成部分（Chan and Schwind，2006）。活动 5.8 可以帮助您以不同视角解读场景，并发现实现自我照护的契机。

活动 5.8　批判性思维

再次查看艾伦失败的案例研究和场景 5.3 中拉维的经历，并考虑以下问题：

- 谁表现出了关怀与同理心？
- 如果有的话，他们是如何表现出关怀和同理心的？
- 对艾伦和拉维来说，结果如何？
- 他们从自己的经历中得到了什么？
- 如果缺乏关怀和同理心，结果是什么，或者可能是什么？
- 在反思实践中，我们如何表现出对自己和他人的关怀和同理心？

本章末附有本活动的参考提纲。

活动 5.9　反思

当您完成了对以上几个问题的回答后，请使用第 1 章的表格写一份关于您的反思总结，并制定具体的行动计划，说明您将如何践行关怀与同理心。请使用这个行动计划朝着您设定的目标努力，并在实践过程中反思您的学习。

由于这个活动是基于您的学习经验，因此，本章末尾没有提供本活动的参考提纲。

通过活动 5.9 的练习，您可能已经学会以更积极或肯定的方式看待这些情况。从更积极的角度看待、营造更有利于学习的环境空间，不是强迫性的，而是以开放包容的态度和全心投入的方式实现。现在，我们将探讨反思和学习的空间，将已经讨论过的所有部分整合成一个整体。

七、促进反思与学习的赋能空间

空间可被定义为一种赋能场域（Horowitz，2004），在这里，人们通过彼此互动来创造学习新事物的契机。这种主动性行为可能与以下选择有关：

- 是否进行反思和学习；
- 在反思中采用了何种反思框架。

换言之，您是选择以书面形式还是以自己思考的方式与他人进行反思？一个具有启发性的空间是可以促进和激励人们进行有意义学习，人们能够坦然承认他们不知道的空间（Howatson-Jones，2010）。在这样的一个空间里，您被赋予主动性，培养好奇心、探究能力和意义感，您可以自主决定如何拓展知识，并掌控自己的学习进程。要做到这一点，您需要将个人特质与专业素养相融合（如第 3 章所述），在这个过程中创造一个富有启发性的反思空间。在场景 5.1 中，乔治通过反思与吉莱斯皮女士的关系，以及场景对他生活方式的影响，认识到了自己的自主权。这说明了我们如何更好地掌控自己的转变，或者在终身学习的背景下成为一名合格的护士。下面的案例研究提供了如何创建启发性的反思空间。

案例研究：贾里德（Jared）在启发性反思空间中的经历

贾里德在一家癌症流动护理中心工作，这是他成人护理课程结束时的最后一份工作。他很享受这个职位，因为医护人员之间基本没有任何等级划分。所有人都以患者为中心，开展团队协作。候诊区展示了一位患者写的一首诗，这首诗似乎完美诠释了这种氛围。贾里德每天上班时都会看这首诗，从中获得启迪。在实习结束前，他的实习导师艾比（Abby）请贾里德与团队分享他的反思和学习。受到这首诗和团队“以人为本”理念的启发，贾里德以这首给他深刻启迪的诗作为开场，分享了他由此产生的反思、对团队工作的观察，以及对“以人为本”理念的领悟。团队给了贾里德积极的反馈。实习结束时，他感到被肯定和被重视。在写反思日记时，他思考了是什么帮助了他的学习。积极的氛围、团队的协作、激励他的诗歌以及团队对他实践反馈的结合，创造了一个促进其学习的启发性空间。

小结

本章介绍了过渡空间的概念，这些反思活动为审视自身生活中的过渡空间提供了引导，讨论了反思的障碍和局限，并提出了克服这些障碍和限制以增加反思机会的建议。本章探讨了如何在多元化的医疗环境中定位自身角色，并提出了关于关怀和同理心对学习经验和质量产生影响的问题。通过赋能个体创造了促进学习和反思的启发性空间，同时我们将在第 6 章中继续探讨反思和反思性实践这一主题。

参考提纲

活动 5.1　反思

您可能已经确定了以下进行反思的时间 / 场所：

• 早餐时——在一个新环境中审视您当前的知识基础；

• 骑车时——考虑您想要 / 需要了解哪些信息；

• 锻炼时——通过重复性锻炼温习新知识，实现身心活动的有机结合；

• 与朋友外出时——通过生活和娱乐，您会正确看待生与死，并意识到作为一名护士，即使您对服务对象或他们的护理人员怀有感情，您也无法将整个世界扛在肩上。

您可能因时间不足、想做其他事情或感到疲惫而错过这些反思机会；然而，这些建议可能有助于您将日常活动与反思时刻结合起来。

活动 5.2　反思

您可能已经考虑将以下活动作为反思的范围：

• 如第 4 章所述，使用公认的模型进行系统反思；

• 与他人讨论实践：反思观察到的实践并与自身知识的比较；

• 与他人讨论当日工作：识别情绪，总结积极经验并明确需要进一步反思的方面；

• 与专家 / 专科护士合作：反思不同背景之间的差异。

活动 5.4　反思

在考虑关于您生活中重大变化的问题时，您可能会想到自己还是青少年时的情形，或者您第一次为人父母的时候。这些经历引发的一些情绪很可能包括焦虑和不确定性。您可能在这个过程中学到了新的技能，这可能帮助您增加自信心。您可能会变得越来越独立，能够自己做决定。这些改变可能会随着您遇到的问题和您经历的成功而不断调整，因此，虽然未来会有更多的不确定时期，但也会有更强的能力引导您的发展进步。

活动 5.6　反思

与西尔维娅一起工作的经历让拉维感到焦虑，因为他认为西尔维娅经常批评他。在他的潜意识里，他扮演了一个不犯错的孩子的角色，等待别人告诉他该做什么。他把西尔维娅看作最了解情况的家长。与温蒂一起时，拉维能够转向成年人的角色，意识到他有权做决定，但如果遇到不理解或不确定的情况，温蒂也会提供帮助。这种情况在医疗工作中并不罕见，作为学生或合格的医疗专业人员，我们总是会遇到引发这种反应的人。拉维应该与西尔维娅谈论他们的工作关系，共同协商改进方式。这可能很难做到，但这显示了专业人员的特征，当您处于弱势时，解决问题需要勇气和担当（这是“6C”原则中的两项）。如果拉维感到不确定，他可以与大学导师谈论他的经历，以帮助他明确自身立场。他还可以请大学导师主持与西尔维娅的会议，并在这样做的过程中为自己和西尔维娅创造一个学习场景——在这个场景中，他可以既向导师请教关于获得导师互动策略的反馈又能展现其作为护理专业毕业生的主动性与专业素养。

在您对活动 5.4 和活动 5.5 的第二部分进行反思时，您可能已经认识到拉维所遇到的紧张情形。请思考您在新的工作环境中或在危机条件下如何应对期望。同样值得思考的是，您是否讨论了自己的感受或需求。当然，我们应该谨记，处理困难或敏感问题需要实践和信心。因此，最好从您的课程一开始就练习，这样到第三年时，您就会建立起必要的信心和技巧。在这方面，请阅读《未来护士：注册护士的能力标准》（NMC，2018b）中“高效实践：协同工作”一节，该节涉及如何将团队协作适当转交给同事，以及如何跨专业和专业内沟通，如何确保护理的安全性和质量（第 8.1—8.6 项）。

活动 5.8　批判性思维

您的答案可能包括以下内容：

• 在案例研究中，麦琪通过帮助艾伦复习展现了对她的关怀和同理心；而温蒂则通过关键节点的督导，既避免拉维的专业能力受到质疑，又给予他充分支持，同样体现了护理人文关怀。

• 艾伦调整了她的学习和复习技巧，而拉维则提升了独立工作的能力。

• 艾伦在逆境中变得更有韧性，而拉维则逐步建立起作为合格护理人员的专业自信。

• 如果没有关怀和同理心，人们会感到不安全，并自我怀疑，从而更容易犯错。

• 向自己表达关怀和同理心需要通过本书中建议的一些技巧以更好地了解自己。表达对他人的关怀和同理心需要寻找积极的方面，而不是消极的批评。

拓展阅读

Honey，P and Mumford，A（2012）*The Learning Styles Questionnaire*：*80 Item version*，revised edn.Maidenhead：Peter Honey.

这本书解释了不同的学习风格，并提供了识别个人学习风格的有效工具。

Knud Illeris，K（2018）*Contemporary Theories of Learning*：*Learning Theorists in Their Own Words*，2nd edn.Abingdon：Routledge.

这本书对当代学习理论的发展脉络与核心观点进行了梳理。

Jarvis，P（2006）*Towards a Comprehensive Theory of Human Learning*：*Lifelong Learning and the Learning Society*，*Vol.1*. London：Routledge.

这本书对不同类型的学习进行了广泛的审视，有助于深入理解人类学习的过程机制与内在动因。

Moon，J（2000）*Reflection in Learning and Professional Development*：*Theory and Practice*. London：Kogan Page.

这本书探讨了反思在学习过程中的应用，特别适合注册护士在担任临床带教老师和实践评估师时参考。

Thompson，C and Spenceley L（2019）*Learning Theories for Everyday Teaching*. London：Learning Matters.

这本书提供了一种学习理论的简单方法。

第6章 反思与自省

译者：黄苗，刘利

基于《未来护士：注册护士的能力标准》，本章将介绍以下宗旨和能力标准：

宗旨1：成为一名有责任的专业人员

1.17 持续进行自我反思，主动寻求并回应支持与反馈，不断提升自身的专业知识和技能。

宗旨5：领导并管理照护以及团队协作

5.6 通过引导、支持和激励个体及团队成员相互协作的能力来展现领导潜力。

5.10 参与团队监督和反思活动，以促进临床实践和服务质量的提升。

章节目标

通过本章的学习，您将能够：

1. 描述临床实践不同阶段的反思性概念化；
2. 展示自省如何以新的方式影响您的认知；
3. 识别不断深化的洞察力；
4. 与他人的经历产生共鸣。

一、引言

场景 6.1　同伴支持还是与之共谋？

这是盖里（Gary）参与成人护理课程培训项目的最后一年，在项目开始时，班级学生被分成了若干个研究小组，而盖里所在小组的六名学生几乎没有什么变化。目前小组成员正在完成个人的毕业论文，其中两名成员提出，为便于大家共同学习和交流，并对各自研究的工作量进行比较，建议共同分享各自的研究课题。盖里对此提议感到不舒服，他担心在分享过程中出现故意剽窃或共谋等学术不端行为。盖里在组内提出了这一问题，部分成员认可了他的看法，但也有一部分成员对此表示异议，他们认为盖里是在暗指他们不诚实。这引发了组员间的一场争论，盖里对此感到非常沮丧。

那天晚上骑车外出时，盖里对当天发生的事情进行了反思，他非常在乎自己的研究成果，因为这会影响他是否能够获得最终学位，他担心学术上的错误或失误会影响到自己的学位。通过分析，盖里意识到自己和兄妹都有良好的职业道德，这显然是受父母影响的结果。他希望父母能为他获得最终学位而感到骄傲，因为他们为了让他受到更好的教育付出了巨大的努力。回想当时的情况，他设想了自己的反应在学习小组成员看来可能是怎样的。他意识到，自己的反应在潜意识里假定，只要对他的建议提出异议并作出防御反应的成员，可能会借分享他人研究成果之名为自己谋取利益。虽然这是一种假设，但盖里认为这部分成员的反应印证了他的想法。

接下来，盖里召开了一次组内会议，为之前给大家带来的误解做了道歉，他接着解释说，根据大学的规定，分享研究课题的建议可能会被认定为“共谋”，他也希望大家在课程学习的最后阶段能够避免出现学术不端的问题。小组成员也冷静下来共同讨论了这一情况以及可能产生的后果，最终达成了“对研究成果进行分享和比较是不恰当的”这一共识。同时，作为一种妥协，盖里也分享了他所选择这一研究主题的原因、如何寻找研究证据以及研究对实践的启示。小组其他成员也进行了同样的分享，大家也针对彼此研究中的优缺点进行了探讨和交流。回想起来，所有的学习小组成员都认为这次分享很有帮助，每个成员都对他们的主题和想法有了更深入的了解，从而磨炼了他们的能力。

本章首先定义了什么是自省，接着为您提供了机会去审视您如何影响自身的经历，以及这些经历可能如何影响您——重点在于探讨自省在创造学习机会方面所起的作用。

二、什么是自省？

在前几章中，我们讨论了反思和反思性实践，尽管反思通常被看作是一种存在方式——一种通过提问从经验中学习的方式——但自省是对自我进行反思，在赫兹（Hertz，1997）认为，自省就像是个体与自我经验进行持续的对话，同时又活在当下。场景 6.1 中的案例清楚地说明了这一点，在这个案例中，盖里在与小组成员分享他的研究成果时感到犹豫不决，这并不是他不信任同伴或不愿分享自己的想法，相反，他的行为受到了他个人经历的影响（正如我们在第 3 章讨论的）。盖里需要分析当前情况中的多种因素，理解反思如何影响他的感受和体验。同时思考这些感受是如何将他塑造成当下的自我和一名实践者的。

因此，自省是一种旨在促进个体变革的持续审视其行为的过程（Alheit and Dausien，2007）。为此，您需要从广泛的社会交互角度重新审视自己的行为和思维。比如，您是一名某行业的专业人员，该行业有自己的规则、管理规范以及对从业人员的要求，但这也仅代表了大部分的从业人员。这在一定程度上也为您创造了机会，您可以思考您对自身学习的理解、对专业的理解，以及您所处的生活背景及社会结构对这些理解的影响程度。再比如，为了通过一门考试，您会如何准备，这在一定程度上会受到您过去成功通过考试的学习经验的影响，同时您也会受到您的同伴如何对待这门考试的影响。在盖里的案例中（场景 6.1），他的生活经历使他对待学习非常严谨刻苦，他曾经历过道德困境，但由于害怕受到惩罚，他的想法又回到了正轨，但他的这一经历使得他产生了对他人的负面假设，盖里通过反思和自省得出了不同的结论，使其在学习中受益匪浅。

同样，自省的一部分在于认识到知识和认知与自我是融为一体的，换句话说，在任何时刻，认知与个体，以及个体所形成的理解，都是密不可分的。正如第 3 章和场景 6.1 中所讨论的，您成长过程中的文化背景造就了当下的您并影响着您对待事物的看法，这是贯穿所有人一生的社会化过程的一部分（Jarvis，2007）。文化和社会化可能会影响您对什么与您的观点相近，什么不同以及被认为是重要的看法，这会因受您其他的文化经历（如高中、大学和您的工作经历等）的影响而改变，而护理专业的文化背景及环境也会持续影响您的自我意识以及您如何对所获得的知识与自我认知进行整合。专业及知识体系的社会化过程具有明确的界限，导致个体与他人的合作具有防御性（Ousey and Johnson，2007）。在完成学习活动过程中，焦虑以及过分强调结果会助长仅重视“打钩”的方法（译者注：是否做到即可），但却限制了学习中的自省过程。因此，当其他优先事项占据上风时，个体的自省能力就会受到限制或流于表面。在场景 6.1 中，盖里最初就是被这种态度所阻碍。自省涉及“正念”，即关注当前情景、员工的行为和实践环境，以发现潜在的问题并提出解决方案（Iedema，2011）。第 7 章将详细讨论“正念”。

活动 6.1　反思

根据场景 6.1，请查找您所在学校对“剽窃”和“共谋”的认定标准，并记录两者的区别，必要时，可寻找一名研究人员进行讨论。作为研究者，您可以开展相同的学习活动，这可以为您所指导的学生提供信息参考。

由于这些信息是您所在的大学独有的，因此，本章末没有提供本活动的参考提纲。

思考场景 6.2，分析团队的自省在实践中是如何被限制的。

场景 6.2　苏（Sue）在“不和谐”团队中的经验

苏是护士实习生项目的二年级学员，在骨科病房实习。由于隔壁科室经常人手不足，因此苏所在科室的合格护士被要求协助其他科室工作。当苏所在的科室中忙碌时，大家互相帮助，通常会选择早点上班或者晚点下班，她们对隔壁科室没有这样互相帮助，导致大家经常去顶替干活而感到不满。而根据苏的观察，这样的状况已经开始影响到同事关系，并造成了人际关系紧张，这种紧张的科室氛围也影响了大家的学习计划。苏也注意到在她们科室有很多学习机会，护士长专门制订了一个午餐时间培训计划，让护士们分享自己的实践经验并对日常工作进行反思改进，同时，其他专业人员也会参与进来并分享他们的观点和看法。但有趣的是，护士们似乎并没有对与其他科室的关系进行反思，苏开始思考为什么会这样。

两个科室似乎有着不同的文化。苏所在的科室，护士长非常支持和鼓励护士的发展和学习，而另一个科室，护士几乎没有感受到被重视和支持。苏之所以得出这样的结论是因为她一个朋友就在隔壁科室工作，苏想知道，是否是由于护士不被支持导致她们不愿牺牲个人时间来共同完成工作，同时进一步造成科室的紧张氛围。

苏思考了不同科室对护士态度上的差异，以及对她带来的影响。她之所以选择从事护理工作，是因为她将帮助他人视为一种天职，而不仅是一份工作，如果患者需要她，她愿意延迟自己的下班时间。由于从小就养成了助人为乐的习惯，苏认为这也是她工作中的常见情况。但同时，她也可以理解科室内其他护士的不满，因为隔壁科室的护理人员都不那么愿意付出，她们知道有支援后更加地有恃无恐。

活动 6.2　反思

反思性地看待这个案例，您有哪些启发？哪些方面可以提供护理人员建立人际关系的可能？

本章末附有本活动的参考提纲。

场景 6.2 或许有助于您认识到，即便我们在进行反思时，也常常不会以自省的方式去思考情景、文化如何影响我们，以及这对我们所遭遇的状况有何作用。

通过活动 6.3，您将能更深入地了解文化是如何影响您的自省的。

活动 6.3　批判性思维

回顾您在家庭、学校、朋友和工作中的不同文化经历，请思考以下问题：

- 不同的文化对您有什么影响？
- 对您来说，成为一名护士最重要的是什么？
- 您的背景如何影响您对护士学习的看法？
- 什么样的知识对您来说是重要的，为什么您认为它是重要的？
- 您如何培养认知能力？
- 成为一名护理专业人员对您认为重要的知识有何影响？

本章末附有本活动的参考提纲。

完成此活动后，您可能会更加明白是什么因素影响了您对事物及重要事项的看法。您也会认识到您的思维是如何形成的，以及在过程中您对其产生了何种影响。接下来，让我们来看看掌握思维主动权的过程。

三、掌握思维主动权

掌握思维主动权意味着个体需要对自己的行为或不作为负责。换句话说，从反思和自省的角度来看，这意味着要负责地审视问题，诚实地面对自己对所处情景的贡献，以及结果所反映的您的处事方式。通过认识自己的参与，就能更清楚地知道哪些地方可能需要进行调整，或者哪些调整可能会带来最大的成效。掌握思维主动权的过程包括以下几点：

•培养自我意识；

•表达发展性需求；

•运用情商；

•具有历史和政治意识；

•了解信息，充实自己。

个人洞察力和自我意识是自省的基石（Lee，2009）。自我意识与个体内心世界有关（van Ooijen，2013），换句话说，就是我们对事物的看法和感受、我们的价值观与我们的言行之间的潜在矛盾（Manley et al.，2011）。肤浅的反思和自省具有较强的工具性和分析的局限性，通常也不会造成持久的影响，因此，它能够帮助个体规避对自我认知的挑战，故有时被用作逃避获得自主权的方式。具有个人洞察力和自我意识的实践者会将这些特点内化为自己的生存方式。因此，为了继续学习，他们要时刻警惕他人对自己行为的反应。因此，沟通是关键，必须审视我们的认知是否准确，并探索继续前行的最佳路径。

尽管与他人沟通自身发展需求是护理课程学习中需要掌握的重要技能之一，但这显然是一个终身学习的过程。作为护士，我们应该正确认识自己现有的知识和能力，并弥补自己的不足之处（《NMC 守则》，2018a）。正是通过反思，这些不足才能以一种更有意义的方式暴露，即使它们是由他人（如领导或其他同事）所发现的。学习沟通技巧是护理课程的一部分，通常在第一年学习基本理论，然后在后续课程中学习如何在不同的实践环境中应用这些理论。护理沟通需要具有专业性和治疗性，在实践中它主要涉及如何与患者、家属以及其他专业人员的沟通（Sully and Dallas，2010）。然而，当我们缺乏自信或在意他人对我们的看法时，与他人沟通我们的发展需求可能会变得非常具有挑战性，即使是经验丰富的护理人员也会害怕承认自我的发展需求，因为这会让人感到非常脆弱。掌握对自我发展需求的主动权是对作为一名护理实践者的重要要求，这需要我们做到以下几点：

•寻求适当的支持和指导；

•做好自我情绪管理；

•承认并接纳自身的脆弱感，并与实习导师或同事讨论这些感受；

• 填补知识空白；

• 自主学习。

护理活动涉及与患者及其照顾者或家庭成员打交道，他们往往会因自己的处境而感到痛苦或遭受心理创伤。持续面对令人痛苦的现状会让人感觉负担沉重，这就是所谓的情绪劳动。另一方面，情商是指在对自我情绪准确认知的基础上，读懂他人的情绪（Hurley and Linsley，2012）。护理课程的初学者可能相对较了解自我的情绪反应，但不太擅长解读他人情绪。随着课程学习的深入，您会学习到如何结合个人经历来对自己所作出的反应和行为进行反思，这会帮助您更为深入地理解自我的情绪（正如第 3 章所讨论的）。同时，您也会发现自己正在"倾听"患者及家属的情绪状态。事实上，这主要通过识别他们的行为表现来"解读"他们。换句话说，这项技能能应用于对当前情景的"解读"反思，通过"倾听"和言语与患者及家属产生情感共鸣。情商能够帮助您分辨出工作中的压力源和一些具有情感性的影响因素，以及个体内在价值如何与这些因素保持一致（Price，2008）。最初，您的反思几乎总是由情绪触发，除非运用您的情商来解读当前环境和环境中人们的反应，否则反思仍将受限于自我情绪，而不利于实际工作的推进。做出这种改变需要您在对过去事情有所了解的基础上对当前的提示保持警惕。如前所述，这是一个终身学习的过程，您将在该过程中不断完善自己。有时，您对当前情景的"解读"可能会不准确，但请记住，这并不是"失败"，而是又给了您一次反思和学习的机会。

历史洞察力在该过程中起了重要作用。例如，如果您知道某个单位在过去几年中发生的巨大变化，您就会发现有些员工可能会对这些变化存在抵制情绪。政治性变革对医疗卫生保健中的优先事项和可及资源也有着深远的影响，而这些也同样影响着从业人员对竞选者的支持与否。在反思过程中，有时很容易在没有历史和政治视角的情况下针对当前问题及其解决方案做出假设，但若所反思的解决方案不可行，就会导致个体进一步的挫败感。为避免这种情况的发生，您需要充分了解事情的发生背景、来龙去脉及其他相关问题，以确保您所获得的信息是完整的。为了了解这些情况，您需要进行独立思考，因此，在您的学习计划中需要考虑时间的问题。思考下列场景，以帮助您确定反思和自省的过程。

场景 6.3　歌塔（Geeta）进行反思的经验

这是歌塔参与成人护理课程培训项目的最后一年，她在手术室实习。这是她最后一次延长实习期，她希望在取得资格认证后能获得一个手术室护士的岗位。歌塔已经在手术室实习了五周，当时一名二年级的实习护士乔（Joe）也被安排在这里实习，他需要获得急危重症护理的工作经验。歌塔和乔相处得不是很好，因为歌塔觉得乔傲慢自大，而且似乎其他同事也不太喜欢他。歌塔的实习导师让她帮助乔熟悉手术室环境和工作常规，因为她觉得乔可能会更愿意与同为实习者的歌塔沟通和交流。

歌塔发现乔非常自信，他试图接管她通常所做的事情。乔也很有耐心、很会沟通，面对患者的紧张情绪，他总能让患者感到安心，因此，患者也似乎更喜欢乔。乔也喜欢参与到各种复杂病例的治疗与护理中，这导致有时会限制歌塔的学习机会。

一天早上，歌塔和乔在同一间手术室工作。歌塔和她的实习导师一起准备了手术器械车，现在她和乔正在帮助其他工作人员做最后的准备工作。手术开始了，歌塔和乔被允许可以近距离观察医生的手术操作。当转身的时候，歌塔发现乔不小心碰到了器械车，这可能会导致上面的无菌器械被污染。出于对严格无菌要求的谨慎考虑，歌塔告诉器械护士更换器械车，手术过程短暂延误，这一情况引起了大家的注意。

手术结束后，歌塔继续在受污染的手术室内工作。当她独自一人时，乔走了进来，愤怒地告诉她，她让他看起来“非常愚蠢”，她“怎么敢”让他出丑？歌塔向他解释了为什么要换手推器械车。乔回答说这由不得她，因为她“只是个学生”。这让歌塔感到自己受到了冒犯，她直言不讳地说，有时她觉得乔的态度很恶劣，其他护士也有类似看法。乔顺手拉住一名路过的手术室护士，问她这是否属实。护士如实回答说，他有时似乎听不进别人的话。乔冲出了房间。

歌塔不得不让自己缓缓，这件事让她感到非常难过。在回家的路上，她开始反思这件事。歌塔认为自己做得没错，但她不太确定是否要告诉乔，其他护士也觉得他很难相处。她不知道自己的反应是否是因为最近自己与乔相处得不好。

场景6.3可能有助于您思考自我的反思过程，即如何利用情商更好地辨别他人的观点。自省意味着我们拥有了可以判断自己行为对他人的影响以及他人行为对自己的影响的能力。现在我们来探讨自反性在发展性学习中的作用。

四、自省在发展性学习中的作用

自省在发展性学习中的作用被定义为学生或注册护士如何定位各种学习机会（Cassidy，2009）。这种定位需要将您的个人知识带入护理情境中，同时认识到从情景和相关知识中能得出什么意义。要做到这一点，您需要做到以下几点：

- 意识到内在对话；
- 通过整合来深化学习；
- 认识到知识的关联性；
- 认识到护理是一门实践性专业。

意识到自我的“内在对话”意味着您需要了解自我内心对事件的推理，明白其意义在哪里以及如何进行决策的过程。例如，当您与实习导师进行病例讨论时提到如何与患者进行沟通，您的实习导师可能会强调需要使用沟通技巧，而您也知道如何使用这些技巧，但您可能会发现，你们对这些技巧可能存在理解上的差异，因此，您需要决定如何去实践。在整个对话过程中，您会听到持续的内在评论，这些评论可能会帮到您，但也可能会阻碍您，这取决于您的思维和行动之间的协调或分歧程度（Percival，2001）。这一过程也是您进行整合性学习的一部分。

在第1章中，我们提到了卡珀（Carper，1978）的认知模式，该模式认为整合性学习即是将不同的认知和从复杂的护理及生活中获得的知识整合在一起（Zander，2007）。如前所述，整合的过程涉及反思，包括倾听内在评论，以便嵌入新信息并将其与已有的知识联系起来。这些联系是通过对“是什么造成了当前局面，从这些事情中得到何种启示以及事情是如何进展的”进行反思后所获得的。这也是第3章中所介绍的整合性学习的一部分。换句话说，将自我反思与自我“内在对话”相结合，来评估行动后可能产生的结果，从而将知识联系起来，而不仅仅是将知识进行简单积累。

将知识联系起来这一方法也能应用于其他情况。例如，将不同传播技术的知识联系起来，就能理解为何某种技术更适用于这种情况而不是其他情况。同样，将病毒入侵对机体生理影响的知识与经济和社会压力的知识联系起来，就更容易理解为何出现反常的结果以及为何感染时间会延长。在这方面，理论只是一个假设，当个体通过自省进行质疑时，能促进学习。如果没有这种质疑，理论在学习方面就会处于休眠状态，这也造成了它不容易被唤起或者进行应用。而作为一名具有自省的护理人员，需要在护理社区内应用不同的护理实践来完善理论。理解理论和概念的演变，有助于形成一种反思性框架，这种框架同时又能帮助我们对这些概念提出疑问。护理是一个具有实践共同体特点的职业，其共同目标是为人提供照护。人们在实践共同体（Andrew et al.，2008）中通过协调自我及其生活方式发挥作用。护理作为一个共同体，通过质疑理论与实践，为将实践与学术知识结合提供了可能（Andrew et al.，2008）。在您成为一名护士的过程中，您需要对在理论课程、自主学习和临床实践所学习到的知识进行思考的基础上，将学习融入实践社区中。而您在实践共同体中具备的反思能力决定了这一过程成功与否。

在实践共同体过程中进行反思性合作有助于学生和指导教师进行专业性的自主学习。在实践共同体中分享想法也有助于全面发展，确保实践过程充满活力，而不是停滞不前。

学习场景 6.4，分析学习中自省的发展过程。

场景 6.4 夏尔曼（Charmaine）的自省学习经历

夏尔曼是一名修读精神健康护理学位的二年级实习生，这是她作为二年级学生的第一次实习，她在一个为有中度学习障碍的成年人提供支持性帮助的住宅社区实习。虽然她认为自己在第一年的实习中已经掌握了良好的沟通技巧，且在开始实习前，她还在当地有学习障碍和特殊需求的青少年支持小组中做过志愿工作，但她仍不太确定如何将这些技巧应用到与有学习障碍群体的沟通中，这一点在第一天夏尔曼和她的实习带教杰瑞（Jerry）初次见面时就讨论过。杰瑞向夏尔曼保证，在适应新环境的第一周，他希望她能够以观察服务对象的日常生活活动并提供一定帮助为主。夏尔曼对自己的实践技能并不担心，但对与照护者的交流仍心存顾虑，因为她想确保自己能为患者提供选择，并能以适当的方式进行交流。夏尔曼注意到杰瑞总是能与患者谈笑风生，并与他们建立良好的治疗性关系，同时她也观察到，无论是患者或她向杰瑞提出任何问题时，杰瑞都能解释得非常清楚。

当第一周实习结束后，夏尔曼和杰瑞共同回顾了这一周的学习。夏尔曼向杰瑞表示她非常欣赏他的沟通风格。杰瑞则强调，他认为夏尔曼提出的这点非常有价值，这让他思考自己的行为依据，并通过分享学习和知识来帮助他发展自己的教学实践。夏尔曼对此感到惊讶，因为杰瑞看起来知识渊博。他最后说的那句“总有东西要学”也让夏尔曼思考了很多。

活动 6.4　反思

• 夏尔曼和杰瑞在这里进行了哪些自省学习？

本章末附有本活动的参考提纲。

小结

本章对自省进行了定义，同时提供了章节活动帮助新手护士和实习护士思考如何进行自省。本章也帮助读者理解了自我“内在对话”和文化因素对护理实践共同体的影响。通过介绍个体在反思和自省过程中如何获得自主权的案例，本章使培养洞察力、增强自我意识成为可能，进而提升从业者的效能。以情商为基础，您便有可能更自省地解读情景，并以不同的方式整合这些知识，以发展护理能力。自省作为反思性实践的一部分的重要性将在第 7 章继续探讨，届时我们还将研究正念与自省的关系。

参考提纲

活动 6.2　反思

苏的成长经历为她将护理视为未来职业奠定了基础，但有些人的生活环境可能会阻碍她的发展。护理是一项技术含量较高的职业，理应得到报酬。两个科室的护理人员似乎都感到被迫以不同的方式工作，这引发了焦虑，使他们很难进行条件反思性思考。苏在进行反思时也发现，如果帮助另一个科室的情况无限期地持续下去，他们可能永远也得不到所需的人力资源补充，因为中、高层管理者会“看不到”科室存在人员短缺的问题。或许这也可以为两个科室之间的对话提供一个契机，即共同探讨如何才能彻底解决这个问题，从而在科室间发展更为积极的合作关系，同时这种对话还能帮助护士们分享实践经验，开发更多护士学习的机会。您可能还会反思，在科室之间这种讨论应该由谁来发起，是科室管理者还是科室护士或是其他工作人员发起？试着对答案提出疑问并思考为什么自己会有这样的想法。从另一个角度来看，您可能需要考虑，如果工作时间超过带薪时间被视为“正常情况”，这将会产生怎样的后果？这将如何影响员工的士气和团队的忠诚度？苏所在科室的护理人员是对隔壁科室的态度不满，还是对自己科室的文化不满？他们是否会因为对科室或科室护士长的忠诚而不敢表达自己的想法？您可能想知道《NMC 守则》（2018b）中对此是如何解释的，例如，在提高实践效率部分中的第 8.2、8.4、8.5、8.7、9.1、9.2、9.3 和 9.4 条以及促进专业精神和信任部分中的第 20.2、20.3 和 20.8 条都有所提及。我们不妨在此稍作停顿，设想一下这种情况的后果可能会带来职场欺凌和横向暴力。

活动 6.3　批判性思维

在完成此项活动时，您可能已经提到了以下几点：

- 家庭和学校可能会或多或少地对您的学习方法产生积极影响。
- 掌握护理技能可能是您的首要任务。
- 您的背景可能使您对作为护士的学习形成了一种看法，这种观念在看待实践和学术贡献的重要性时有所不同。
- 实践性知识可能比理论性知识更重要，或者说科学的知识可能比沟通等软技能更为重要，因为这是您开展实践的依据。

•您的认知可能会在实践中以及通过您的实践分享和反思中得到发展。

•在成为职业护士的过程中，您很可能已经认识到了各种知识的重要性，如心理学、社会学、生物学、伦理学、精神、个人或专业知识。

活动 6.4　反思

在分析场景 6.3 的过程中，我们应该注意到歌塔以及她的实习导师，乔和他的实习导师的角色和责任，在事态升级前，歌塔本可以主动澄清她对乔的角色和责任，且这应该在歌塔、乔和实习导师都参与的三方会议上讨论。这样，歌塔就有权纠正乔的不当行为，并对他的行为进行督促。当然，乔在实习初期，他可能还不太了解在手术室中需要遵守的原则。歌塔在反思性学习中需要考虑如何帮助乔做好手术室的准备，并防止类似情况再次发生。您可能需要阅读《NMC 守则》（2018b）中“提高实践效率”部分的第 8.1—8.6 条和第 9.1—9.4 条。

首先，歌塔应该反思她与乔之间的关系，以及乔与其他员工之间的关系。

其次，歌塔还需要考虑他与乔的不同实习要求，以及他们的实习导师是否已充分知晓这些要求，因为他们的实习要求似乎被混淆了，这限制了歌塔的学习。例如，如果歌塔是乔的实习导师且这也是她自己实习目标的一部分，那这需要在最初的会议上进行解释。

歌塔可能需要反思的另一个方面是她自己。她是否嫉妒乔的到来，因为他的到来分担了其他员工对她的关注？她是否羡慕乔在与患者沟通时有更好的沟通技巧？她对乔的反应是否受权力感的驱使，她对乔犯错后的反应是否是一个“把他拉下马”的机会？

歌塔反思的很大一部分需要考虑她的情商，以及她是否意识到自己的情绪反应（如上所述）。她对其他人的情绪反应也是这样敏感吗？乔进手术室时他的感受如何？他的行为可能是为了掩饰自己的不安全感吗？事件发生后，歌塔是否主动与乔讨论过当时的情况，并从患者安全的角度向乔解释她为什么要这样做的理由？或者，通过等待，她是否希望乔“摆正自己的位置”，并希望她能重新获得“高年资实习生”的地位，因为她保护了患者，减少了其受到感染的风险？歌塔也需要重新审视本该她承担的责任，承认自己的内心感受，以及她的情绪反应在多大程度上对她的行为起了作用，她或许应该承认，她觉得自己在手术室其他员工心目中的信任地位受到了乔的威胁，这致使她将一些员工对乔的负面看法告诉了乔本人，从而使事态升级。她是否意识到这种情况会给乔带来怎样的感受？歌塔可能需要阅读有关情商锻炼的书籍，以更好地指导她的实践。

歌塔需要反思的另一个方面可能是她处理突发状况的方式。作为一名即将毕业的实习生，人们可能会认为歌塔具有更强的适应力，不会因为一次冲突而心烦意乱，以至于需要休息。她也承担了自己的责任，并按照《NMC 守则》（2018b）开展工作。您可以从她对与乔的对峙的反应中得出结论，她的反应中可能存在个人因素，因为她感觉受到了人身攻击，这导致她无法利用在护理课程学习中学到的沟通技巧平息乔的情绪，缓解紧张局面。

歌塔最后需要反思的是手术室文化的问题。在当前这种文化中，员工们意识到“不喜欢”某个实习生，但却没有承担起与相关学生进行讨论的责任。相反，他们在没有明确角色、地位和责任的情况下选择把责任推给另一个实习生。这对学习环境的安全性和开放性有何影响？给实习生贴上负面标签意味着什么？您认为乔在实习中会得到公平的学习机会吗？歌塔是否潜意识中认识到了这一点，因为她一旦获得护士执业资格就想留在手术室工作，因此，希望给员工们留下好印象。

活动 6.5 反思

夏尔曼的在场帮助了杰瑞集中精力提高解释的质量，从而使夏尔曼和患者受益。杰瑞还根据夏尔曼的问题重新审视了自己的“知识库”。夏尔曼也在回顾自己现有的知识，以确定在新的护理环境中应用这些知识时需要进行哪些调整。她受到杰瑞沟通风格的影响，并将其视为积极的实践榜样。

拓展阅读

Cassidy，S（2009）Interpretation of Competence in Student Assessment. *Nursing Standard*，23

（18）：39-46.
这篇文章将帮助您了解实习带教在做出评价时如何使用自反性，以及自省在培养护士能力方面有多么重要。
Conway，A（2021）*Emotional Intelligence：A Working Guide on How to Develop Emotional Intelligence and Interpersonal Skills in Social Interactions*. Independently published.
虽然这本书可以归类为“独立出版”类读物，但它确实提供了一些关于培养情商、自我意识和应变能力的有用信息。
Goleman，D（2020）*Emotional Intelligence*，25th. London：Bloomsbury.
这本开创性的著作将帮助您理解情绪与认知之间的关系，以及在与人打交道时运用情商的重要性。
Goleman，D（2021）*5 Easy Ways to Boost Your Emotional Intelligence*. Independently published.
另一本独立出版的书籍，为培养自我意识和情商提供了建议。
Heulwen James，A and Bennett，CL（2020）Effective Nurse Leadership in Times of Crisis. *Nursing Management*，28（3）：32–40.
本文重点介绍了与 Covid-19 危机相关的重要领导技能。
Hurley，J and Linsley，P（2012）*Emotional Intelligence in Health and Social Care*. London：Radcliffe.
本书将帮助您理解为什么以及如何在医疗和社会护理工作中应用情商。
Reflective Practice：International and Multidisciplinary Perspectives.
该期刊提供了有关反思和反思性实践不同方面的各种文章。
Sully，P and Dallas，J（2010）*Essential Communication Skills for Nursing and Midwifery*，2nd edn. Edinburgh：Elsevier Mosby.
本书有助于明确如何培养适当的沟通技巧，以达到治疗和护理的目的。

第 7 章
反思性的实践者

译者：黄苗，高燕

基于《未来护士：注册护士的能力标准》，本章将介绍以下宗旨和能力标准：

宗旨 1：成为一名有责任的专业人员

1.17 负责不断地自我反省，寻求支持和反馈以提升自我专业知识及技能水平。

宗旨 2：促进健康，预防疾病

2.9 运用适当的沟通技巧和以力量为基础的方法，帮助患者对自己的护理决策做出明智选择，以应对健康方面的挑战，从而帮助患者在机体功能减退、健康状况不佳或残疾状态下也能过上满意和充实的生活。

宗旨 4：提供照护并评价

4.2 与患者合作，鼓励其进行共同决策，以便在适当的时候帮助个体及其家人与照护者参与到自我护理管理中。

4.3 在为患者进行护理干预的前、中、后期，注册护士都需要根据相关专业知识、沟通技巧及关系维护技巧为患者、家属及其他照护者提供准确的照护信息，满足其照护需求。

章节目标

通过本章的学习，您将能够：

1. 定义并识别具有道德主动性的实践；

2. 认识到专业知识的可错性及发展性的实践；

3. 制定策略，以应对实践中的知识缺陷、险失事件和操作失误；

4. 理解反思决策的复杂性与后果影响的必要性；

5. 理解反思性实践与正念训练之间的关联性。

一、引言

从阅读有关反思和反思性实践的书籍中可以看出，自我意识和“认识我们自己”是两个关键概念。尽管正念已被讨论了数年，但近年来，护理人员才开始接触正念。2019 年，英国皇家护理学院（Royal College of Nursing，RCN）发布了一份关于正念和“正念实施六步骤”的介绍。

尽管很多人认为正念与反思性实践是相似的，但泰勒等人（Taylor et al.，2015）对两个概念进行了明确界定。他们认为，反思性实践是一种有助于（临床）决策的意识，正如第 4 章介绍的反思周期，行动前、行动中、行动后的反思有助于优化干预策略。琼斯（Johns，2017）提出了一种调整后的反思方式，即鼓励我们全面反思患者 / 服务对象和我们自己，以及我们与患者 / 服务对象的关系。与之前的在行动前、行动中和行动后进行反思不同，它引入了一种新的反思方式，使护理人员能全面理解患者及其需求，真正实现以患者为中心。此外，我们需要认识到自己的整体存在，并在护士成长过程中，进一步探索学习中暴露的问题。正如泰勒等人（Taylor et al.，2015）与娜丁（Nåden，2000）和埃里克松（Eriksson，2002）在讨论“确定”和“相遇”的概念是护患关系的关键时所提到的那样，这也正是正念的本质所在。显然，反思性实践与正念之间似乎没有明显的界限，也可以说，这是一个连续体，一端是对干预或技能的实用性反思，另一端是一个整体性的（社会心理—精神—情感—身体）意识。

请从反思性实践和正念的角度考虑场景 7.1。

场景 7.1　帕姆（Pam）的反思和正念经历

帕姆是一名成人护理专业的三年级学生，在 Covid-19 流行造成医疗卫生资源紧张时，她被安排到了重症监护室（intensive care unit，ICU）。在进入 ICU 之前，她担心自己无法在这个高强度、压力巨大的环境中工作，同时也担心会感染 Covid-19 病毒，但她曾在实习期间护理过受感染患者，并熟练使用个人防护设备，因此能够较好地调节自己的焦虑情绪。帕姆意识到自己在临终照护方面经验不足。尽管她愿意学习相关技能，但她也希望在护理过程中能更好地控制自己的情绪。

帕姆在 ICU 工作的第一天，就联系了她的实习主管格蕾丝（Grace）。她们在交接班时碰面了，但由于穿着防护设备，她们几乎认不出彼此。格蕾丝向帕姆解释了她这一天的主要工作，帕姆注意到格蕾丝一直与她保持着眼神交流，她感到自己没有那么紧张了。格蕾丝关怀备至的态度让帕姆产生了信任感，她觉得自己可以坦率地表达自己对工作的期待和焦虑，她告诉格蕾丝，她感觉压力减轻了，而且很期待在 ICU 的日子。

李先生是一位 70 岁的老年患者，入院前身体一直比较健康，有 2 型糖尿病、高血压和高胆固醇病史，但一直控制得很好。几小时前，李先生因 Covid-19 感染引起的严重急性呼吸衰竭入院。意识清醒，上着呼吸机，能够听从命令并且移动四肢。

护士需要对李先生进行检查，并通过评估他的呼吸情况判断是否需要使用镇静剂来最大限度地增加他的通气量。帕姆观察格蕾丝操作，而不是自己去做任何操作。格蕾丝平静地走近李先生，伸手握住他的手，确保与他有眼神交流，并做了自我介绍。她让他握紧她的手，一次表示“不”，两次表示“是”。帕姆看到李先生捏了格蕾丝的手两次，并尝试露出微笑。格蕾丝向李先生介绍了帕姆，并解释说她将在一旁观察，随后格蕾丝问李先生的感觉如何，是否需要什么物品，同时也解释了帕姆会帮助他做一些卫生护理，她也会问一些可以用“是”或“否”回答的问题，在整个与李先生交流过程中，帕姆看到格蕾丝偶尔会看下监护仪，并记录患者的生命体征。

在为李先生进行卫生护理时，帕姆发现格蕾丝与李先生说话时总是会有眼神的交流，并使用一种李先生可以通过捏手进行回应的交流方式。当李先生转向帕姆时，她也试图用类似的方式进行交流，但她感觉到患者已经变得非常疲惫了。

场景7.1展示了知识不断变化的特性，以及为何反思实践对有效应对变化并增加证据基础至关重要。格蕾丝运用了她的沟通知识，但同时也认识到了患者个体的特殊性，以此来指导她的沟通方法。她很快就能适应实践中的变化，这是反思性实践的一个基本特征。如果我们知道专业人员在做任何事的过程中都可能存在不完美，那我们就可以通过反思哪些地方可以改进来测试实践的有效性。同样，由于患者是独特的个体，他们可能并不总是以预期的方式作出反应，因此这些问题也需要被纳入证据体系之中。对变化持开放态度并对其进行反思，能够让专业人员不断学习和成长。对于学生和新手护士来说，重要的是要认识到自身知识的局限性，并通过反思对自己的潜在错误负责。这使他们能够学会如何成为有担当和具备反思能力的实践者。

活动 7.1　反思

这项活动分为两个部分。

• 请思考上述情景，并记下您认为格蕾丝和帕姆在哪些地方进行了"反思"，在哪些地方使用的是"正念"，并简述您的理由。

• 暂停片刻，回想一下您可能在实践中看到过这样的情况，可能在事后您才意识到您目睹了反思性实践。这些情况可能与如何进行干预、如何解释观察结果或如何使用沟通策略有关。

现在请您试着回答下列问题：

• 在您的记忆中，您会把何种情况视为反思性实践？

• 您当时与当事人讨论过这个问题吗？若讨论过，您从中学到了什么？若没有讨论，是什么阻碍了您这样做？

本章末附有本活动的参考提纲。

本章与该系列中的另一本书《护理中的循证实践》（Ellis，2019）相关联，并鼓励学生培养对自身日常经历的反思方法，并将他们在实践中所学到的知识进行整合。我们首先探讨什么是具有道德主动性的实践。

二、道德主动性的实践

道德主动性的实践被定义为个人能够根据伦理和道德原则批判性地作出决定，并能够证明这些决定是合理的（Brechin，2000）。实施道德主动性实践的专业人员会认识到，在某些情况下，某些影响因素（如最佳证据和政策）可能优先于其他影响因素（如个人价值观和患者偏好），这可能存在不合理，但如果强制应用某些道德原则（如公平），实践者就需要考虑到其行为可能带来的后果（Howatson-Jones，2015a）。

我们的道德观受成长经历和文化背景的影响，同时也受专业期待的塑造，例如接受并理解他人的处境。我们需要预想到自己的动机和行动可能带来的后果，并关注他人的担忧和健康。例如，我们可能对明知吸烟有害健康却仍吸烟的人持有强烈的反对态度，这就可能会影响我们对前来就诊者的态度。即使我们有意克制这种想法，它仍可能影响我们的思考和反思。更极端的例子可能是在为虐待者或对自己或他人造成伤害的人提供照护时。公平意味着提供护理时不带入自我的感受或偏见。然而，诚实地反思我们对这种情况的反应，是帮助我们如何应对这种情况并从中学习的重要部分。

思考场景 7.2，回答下面的问题。

场景 7.2 格雷格（Greg）践行道德主动性实践的经验

格雷格是一名新进内科病房实习的护士。这个科室特别忙碌，很多患者都有复杂的疾病问题，每天下班时格雷格常常感到筋疲力尽。吉娜（Gina）今年 26 岁，是一名糖尿病患者，格雷格对她的病情尤为关注，并感到担忧。吉娜在过去 6 周内两次因酗酒住院，这对她本身的疾病造成了严重影响。格雷格是滴酒不沾的人，他很难理解吉娜为什么要以这种方式危害自己的健康。尽管如此，他还是尽可能抛开这种观念对自己的影响，站在吉娜的角度看待问题，并在为她进行护理操作时与她聊天。格雷格的实习导师艾凡（Ivan）（他也知道吉娜嗜酒）在他们见面时也提到了这一点。

格雷格说，由于吉娜的生活方式，让他有时在吉娜身边感到不自在，但通过与她交谈，他对她的行为也有了一些了解。他觉得吉娜可以不用入院治疗，而是更需要通过心理咨询来帮助她制订治疗策略。艾凡表示他注意到了格雷格与吉娜的沟通方式，并建议格雷格就这一情况写一份反思日志，并在他们下次碰面时进行分享。艾凡认为，这可以为护理学生的实践教学提供一个有利的开端。

活动 7.2　批判性思维

- 在《NMC 守则》（2018b）中，针对这种情况是如何要求的？
- 格雷格在她的反思中可能关注哪些内容？
- 格雷格可能会考虑做出哪些改变？

本章末附有本活动的参考提纲。

道德主动性实践者利用反思而非评判的方法来审视自己的行为和决定所带来的结果。这需要您全身心投入地去反思您的实践、所投入的感情和您所要达到的目的。

活动 7.3　反思

请根据以下问题对自己的价值观和信仰进行反思：

- 对您而言，什么事是很重要的，为什么？
- 对您而言，您觉得什么事情难以应对，为什么？
- 在您的一生中，上述问题的答案是否发生了变化？如果是，为什么？
- 这些问题与您的实践有何关系？

本章末附有本活动的参考纲要。

专业经验有助于个体发展技能，也有助于我们如何看待成为一名专业人士和诠释专业精神。例如，我们可以自由选择护理环境，但患者和我们的服务对象却不能，这使我们处于掌握权力的那一方，这也是我们在进行护理实践时需要加以考虑的。专制的做法会使我们处于控制地位，这意味着我们可能看不到其他的视角，但这些视角对于我们的实践和反思都是有益的。同样地，如果我们只是遵照指示和规定办事，我们可能会显得很专业，但如果没有批判性的反思实践，我们就只是一名机械的执行者。这与通过反思来确保实践的有效性和发展性背道而驰。此外，政策和指导方针的存在似乎表明只能有一种实践方法，但护理工作是动态且不断变化的，生活中也很少有比人更难以预测的事情。场景 7.3 就说明了这一点。

场景 7.3　阿赫麦德（Ahmed）的职业经历

阿赫麦德是一名即将毕业的心理健康专业的实习生。他在社区工作，到患者家中进行家访，以评估他们的心理健康需求，确保为他们制订适宜的个性化护理计划。他的服务对象之一是 75 岁的萨比尔（Sabir）女士，萨比尔虽然仅患有糖尿病和高血压等一些常见的基础疾病，但由于她长期抑郁和焦虑，阿赫麦德将她纳入了自己的访视对象中。萨比尔曾因存在自杀念头和自杀未遂而被紧急送入精神病院。在 Covid-19 大流行中，由于社会隔离和孤独感可能会导致萨比尔的抑郁症恶化，因此，精神健康社区团队建议每天对她进行电话访问。

在之前的一次访视中，当时正值 Covid-19 大流行的第一波高峰期，萨比尔似乎很了解流行情况，并谈到了有关高感染率、所需要的治疗、高入院率和 ICU 负荷过重等方面的信息。在与阿赫麦德的交流中，萨比尔也表示，如果她被诊断 Covid-19 感染，她不想接受治疗，也不想住进重症监护病房。阿赫麦德与萨比尔交流了她对当前情况的了解，并在征得她的同意后在笔记中记录了这一谈话内容。同时，在征得萨比尔的同意后，他也将他们的谈话内容告诉了他的实习主管费莉西蒂（Felicity）。阿赫麦德告知了费莉西蒂患者的意愿，他们约好一起去探视萨比尔。在这次探视中，阿赫麦德提到了萨比尔的意愿，并表示费莉西蒂在场可以确保他正确理解她的意愿并进行准确记录。和以前一样，萨比尔对她的意愿进行了复述，费莉西蒂也同意阿赫麦德已经正确理解并记录了她的这一想法。

几个月后，在随后的一波流行中，阿赫麦德前来探视，发现萨比尔躺在扶手椅上，气喘吁吁，浑身大汗淋漓。很明显，她身体非常不适，体温也很高。考虑到患者之前明确表示了她不愿接受 Covid-19 的治疗，他立即联系费莉西蒂进行汇报并征求了她的意见。在等待费莉西蒂到来期间，阿赫麦德试图与萨比尔进行交谈，以确定她在这种新情况下的意愿。虽然萨比尔病得很重，但她看起来很清醒，并表示她了解自己所处的状况。费莉西蒂到达后，萨比尔重复了她刚才对阿赫麦德说的话，她感到非常难受，呼吸困难，想去医院接受治疗。

活动 7.4　反思

- 您认为阿赫麦德在这一场景中学到了哪些专业精神？
- 通过与费莉西蒂一起反思，阿赫麦德还可能学到了哪些有效的实践方法？
- 他们可能会考虑哪些方案？

本章末附有本活动的参考提纲。

阅读场景 7.3 时，您可能会有进一步的疑问和思考。正因如此，达尔格伦等人（Dahlgren et al.，2004，p15）督促实践者对“关于”实践以及“关于”或“实践中”的问题进行反思。只有进行这种反思，才能培养个体的实践意识，并促进护理专业向前发展。通过对自己参与的实践进行反思，为自己的学习负责，是这一过程的重要组成部分。现在，我们再来看看实践者有时是如何犯错的，以及反思在处理这种情况时的作用。

三、实践者的常见错误及反思过程

作为医疗卫生从业人员，我们会受到来自多方面的审查。英国护士和助产士委员会（2018a）制定了《注册护士能力标准》，对护士的专业行为进行规范。同时，政府也制定了医疗卫生保健应遵守的政策（英国卫生部，2009，2015），英国高等教育质量保证署（The Quality Assurance Agency，QAA，2014）也通过了《高等教育准则》以用于检查教学和评估的有效性。在如此多的实践要求下，医护人员有时会出错是可以理解的。人为错误理论认为，错误是不可避免的，但重要的是要判断错误的原因，以解决问题并从中有所收获（Armitage，2009）。活动 7.5 可帮您找出导致错误的一些常见问题，并思考在未来工作中如何避免这些问题。

活动 7.5　反思

回顾您认为您曾做出错误决定的场景。试着通过思考以下问题来分析是什么影响了您做出判断和决定的能力：

- 当时是什么情况？
- 结果如何？
- 您认为是什么导致了这是一个错误的决定？
- 事后您做了什么？
- 您现在对此有何看法？

根据您的答案，现在思考如何能做出正确的决定。

由于本活动是基于您的个人经历，因此本章末没有提供本活动的参考提纲。

专业人员所做的决策需要他们处理信息，并运用一定程度的直觉和认知能力（Muir，2004）：

- 信息处理指的是个体对所见、所闻、所感、所闻和所读的所有可用信息进行解读（Howatson-Jones，2015b）。

•直觉是指来源于经验的知识被所处的情景激活并引起反应。

•认知是指思考所有这些问题并作出决定。

在作出决定的过程中，我们会对某个选择可能产生的后果进行分析，我们也会进行风险评估，尽管有时我们可能并没有完全意识到这一点。

社会判断理论认为，判断依赖于问题的背景和信息线索。根据线索的重要性进行排序，这也决定了我们对实际情况作出判断的准确程度（Thompson and Dowding，2002）。通过保持灵活性和反应能力而产生的创造性，它包括通过信息处理技能来理解新出现的数据，它需要明确的目标，并在适当的时候能获得指导，也能了解我们知识的广度和局限性，这些都是有助于良好决策的重要因素（Bohinc and Gradisar，2003）。本章与系列丛书中的《护生的临床判断与决策》（Standing，2017）所介绍的内容密切相关，您也可通过阅读本书更加详细地了解这一主题。请阅读场景 7.4 后回答下列问题，这能帮助您明确影响决策的因素。

场景 7.4　埃尔西（Elsie）的失误

罗丝（Rose）是一名心理健康专业一年级的护理实习生，她在一个收治认知障碍老年患者的科室实习。一天下午，神志不清的埃尔西从病房走丢了，罗丝跟她的实习主管玛丽（Mary）一起寻找，最后在花园草地上找到了埃尔西，罗丝和玛丽用轮椅把她送回了病房。由于埃尔西身体很冷，罗丝把她扶到床上，为她测量了体温、脉搏和血压，并在玛丽的指导下填写了一份临床意外事件记录表。万幸的是，埃尔西除了体温有点低，其他均无异常。由于埃尔西似乎没有受到任何影响，医生得知情况后，便让玛丽继续照看她。这一天剩下的时间平安无事，虽然埃尔西休息得少了，甚至时不时地叫一声，但她还是睡了一觉。

第二天，罗丝和玛丽值早班，发现埃尔西在大叫，显然，她是被痛醒的。当她们拉开她的被子时，发现她的左腿外旋并且变短了，这是股骨颈骨折的典型症状。埃尔西一夜都没有下床活动过（她有留置导尿管），所以直到埃尔西在疼痛中醒来前，大家都没有注意到这个骨折问题。罗丝问玛丽，为什么我们会漏掉这一点。

老年患者的骨骼很脆弱，因为骨密度会随着年龄的增长而降低，因此，老年患者即使是轻微的摔倒也可能导致骨折。有时，环绕髋关节的肌肉也会发生僵硬痉挛，这就使髋关节暂时看起来在合理的直线上。但当身体放松时，比如在睡眠中，肌肉则不再保持固定，此时畸形就会显现出来。很显然，埃尔西没有用这条腿走路，因为她是坐轮椅回病房的，所以骨折造成的畸形并不明显。

活动 7.6　反思

- 在这种情况下，是什么导致了实践者的失误？
- 应该或可以采取哪些不同的做法？
- 从这种情况中我们可以学到什么？

参考提纲见本章末。

尽管医护需对其自身行为以及他们所监督的人员的行为负责，但学生也有责任确保报告他们所观察到的任何变化或不足。基于不准确认知的反思可能会导致决策失误。舍恩（Schön，1987）认为，当理解不能建立在对知识的仔细检查和核对后所进行的适宜的实践基础上时，错误的实践行为就将继续下去，因为反思本身是有缺陷的。

如第 8 章所述，与他人进行反思，以及参考第 11 章中介绍的分析方法，有助于解决此类错误。我们现在讨论如何应对即将发生的意外事件以及已经发生后的错误事件。

四、管控缺陷、险失事件和操作失误

护士和医疗团队成员关系不协调，会影响对“错误”的管理，导致沟通不畅和工作失误。同样，焦虑也会阻碍进步，因为一个人如果害怕出错就会难以作出决定，并依赖于别人告诉他该怎么做。如果缺乏信心和知识去质疑自身和他人的做法，错误和低效的实践就可能长期存在。以下案例说明了这一点。

案例研究：里安（Rhian）遭遇的不良实践经历

里安是一名疗养院实习的残障护理助理员，曾担任过护理助理，非常希望给人留下好印象，在正确做事的同时又不显得“无所不知”。她所护理的几位患者有大小便失禁的问题，但在白天，通过仔细观察和上厕所，失禁问题能得到妥善解决。里安在第二天上早班时注意到，这些患者的床上有多块隔尿垫，但由于出汗隔尿垫就粘在了皮肤上面。当里安向另一名护理助理提及此事时，她告诉里安不要去管，因为这是夜班的工作方式。里安对此不确定，但不想大小题大做，于是决定找她的实习主管大卫谈谈，她指出患者在晚上使用了很多隔尿垫，而且早上总是很湿。他说夜班情况不一样，因为患者不方便上厕所，所以必须使用隔尿垫，同时他也表示会注意这个问题。过了几周，里安没有看到任何变化，她感到不确定，也许她的想法错了。因此，里安在离开疗养院时，也误以为夜间使用多层隔尿垫是一种标准做法。三个月后，她到另一个疗养院实习后进行反思时，意识到在自己第一次实习中所看到的做法的确是错误的。她决定，如果再次对任何事情有担心，她将对这一实践进行质疑，除了与实习主管进行沟通，她也会与临床导师保持密切联系以跟进后续进展。

该案例表明，缺乏反思将阻碍实践能力和专业知识的提升。弗朗西斯的报告着重指出，若对实践中存在的问题未采取后续跟进措施，将引发严重后果（Francis，2013）。通过完成活动 7.7，您可深入探讨在类似情景中应采取的应对策略。

活动 7.7　批判性思维

建议您了解您所在大学和实习单位提出"临床质疑"的政策，然后思考以下问题：

- 哪些关键因素能帮助您识别潜在问题？
- 提出疑虑时可能遇到哪些阻力？
- 您计划采取哪些具体策略来克服这些障碍？
- 通过反思这些处理流程，您计划如何系统化地整合学习收获？

参考提纲见本章末。

与案例研究类似，您可能已经意识到对自己不安情绪的担忧。然而，这并没有具体的证据，通过对当时的情况并分析周围的相关因素进行反思（正如我们第 4 章所介绍的，对不同的反思模式进行分析），可以帮助您建立可靠的证据基础。反思能力的培养是一个包括挣扎、接受挑战、建立联系、学会更深入地反思以及与他人讨论在内的缓慢过渡过程（Glaze，2001）。里安本可以从理解的困境中取得进步，并对实践的问题进行挑战，寻找更多的相关证据。这可能会帮助她以不同的方式使用所获得的信息，建立不同的联系，并从所处的情景中学习。作为一名实习者，我们能理解里安对实践提出疑问可能会遇到的困难和挑战。但通过练习，这可能会变得容易一些。沟通是一种技能，与个人情商密切联系，这样能为个人今后的职业生涯奠定良好的基础。因此，必须尽早开始尝试以娴熟和专业的方式提出问题并对所提出的问题进行质疑。值得欣慰的是，在《NMC 守则》（2018b）中有明确表示为提出疑问的护士提供支持，因为护理管理者需要遵守这一章节的内容——安全维护：如果您认为患者安全或公众防护存在风险，请立即采取行动（第 16.4—16.6 条）。值得庆幸的是，里安在随后的实习中看到了规范的实践行为。作为一名实习生，甚至作为一名有从业资格的护士，由于害怕受到谴责而不去挑战自己认为可能是错误的实践行为，如果她没有系统学习过相关技能和沟通策略，这是很难做出改变的。对错误的实践行为提出疑问是《NMC 守则》（2018b）中的重要内容，请阅读《注册护士能力标准》中“安全维护”部分（第 16.1、16.3 和 17.1—17.3 条）。

错误因其突发的属性而成为一种“令人震惊”的学习方式。同样，目睹劣质的实践行为也可能会令人“震惊”，因为它出乎意料，违背了不伤害、公正和公平的伦理原则，也与护理的价值观——关爱与同情——背道而驰。目睹错误或较差的实践行为也会引发个体情绪反应，发现错误往往会让我们情绪低落、自尊心受损。而目睹较差的实践行为往往会让我们感到无助，除非情况得以解决，否则我们会陷入道德困境。通过反思将实践现状转化为自我学习的过程，这也有助于我们重拾信心。反思的内容则包括：采取行动或不行动会有什么危害？这种错误实践的性质以及对专业人员而言，意味着什么？而反思后的反应包括情绪反应、认知反应和行为反应。

情绪反应

第 1 阶段：震惊和悲伤；

第 2 阶段：以指责作为防御机制。

认知反应

第 3 阶段：审视自己的做法，承认不足之处；

第 4 阶段：审视他人的做法，找出影响因素；

第 5 阶段：找出核心问题并承担责任；

第 6 阶段：检查核心知识。

行为反应

第 7 阶段：反思错误和行为以及如何改变；

第 8 阶段：确定如何改进和重拾信心。

重要的是，如果我们要继续思考需要改变些什么，那么从职业生涯开始，我们就要了解对错误实践的情绪反应。请阅读并思考场景 7.5。

场景 7.5　罗杰（Roger）一次险酿大错的经历

这是罗杰参与日间手术室成人护理培训项目的最后一年，手术室的工作节奏很快，患者进来后需要提前做好手术准备，主要是患者术前给药且要迅速。其中一位患者已经准备了一段时间，罗杰和他的实习主管莎拉去做术前治疗。他们检查了药物是否有医生处方和正确的签名、是否患者还未用药以及是否药物过敏。然后，他们检查了患者的腕带，并告知患者他们给他的药片是他手术前的用药，但患者妻子说他刚拿到药。当莎拉与其他工作人员核实时，她发现患者之前确实已经拿到了他的药，但护士因为忙而忘记签字记录了。幸亏患者妻子警觉，才避免了一场意外。莎拉和罗杰将这一事件记录到重大意外事件记录表中，并向科室护士长报告了这件事。

当莎拉和罗杰回想这件事时，他们对这次险些发生的意外感到震惊，并对护士在给患者药后没有签字感到愤怒。罗杰强调在给药前询问患者是否已经服用药物的必要性，但莎拉指出，患者可能并不知道自己服用了什么药物。同时她也强调，所有专业人员都可能犯错，唯一的防范措施就是遵守用药规范，并从此类事件中吸取教训。他们也从中学到了及时准确完成护理记录的重要性，以及进行任务授权以避免此类事件的发生。

活动 7.8　反思

- 罗杰从这次事件中学到了什么？
- 在莎拉和罗杰的反思中，情感、认知和行为反应主要表现在哪些方面？

• 如果您是一名经验丰富的实践者，您认为科室护士长会如何处理这一事件及相关护士？

参考提纲见本章末。

在错误发生后个体重拾信心需要外界的支持并指导其知晓决策可能出错的时机。现在，我们需要对复杂决策进行反思，以帮助专业人员明确决策的有效性。

五、对复杂决策进行反思

实践经历包括感知和理解的过程，这些过程要求我们采取相应的行动。我们所作的任何决定，无论是简单的还是复杂的，都会依赖于各种主、客观数据来得出判断。主观体验通常以描述的形式呈现，与我们对自身所处情景的体验有关，而理解的过程通常增加了更多的主观数据。然而，客观观点则使用经过测量和记录的数据，如生命体征和测试结果（Hinchliff et al.，2008）。在临床实践中，这两种观点密切相关且具有重要价值。

反思为我们提供了一个通过情景中的信息来寻找意义线索的机会，对这些线索进行分析有助于确定有权 / 无权等问题以及它们与情景的关系。分析的意义并不总是一目了然，而反思的目的则是对这些意义进行提取，以便更准确地解读当前情景，发展个人决策能力，提高或保持实践的效率及效果。场景 7.6 及其结尾的问题能帮助您更好地理解这一过程。

场景 7.6　娜塔莎（Natasha）关于未成年患者知情同意的经历

娜塔莎是一名急诊科实习护士，她第二年的实习期即将结束。一名 15 岁的女孩米莉（Milly）因疑似宫外孕被送进急诊室，娜塔莎记录了她的体温、脉搏、呼吸和血压等基本生命体征，她注意到米莉脉搏较快，血压较低。娜塔莎一边观察，一边与米莉交谈，并询问米莉为何如此坚决地不想让她母亲知道。米莉说道，她总觉得自己被母亲评判，她不喜欢她的朋友，而且非常挑剔。而米莉现在的情况只会让她母亲觉得她更“不好”，正如她所说的那样。米莉说，大部分时间她都宁愿和朋友待在一起，而在家的时间越少越好。米莉让娜塔莎给她的男朋友打电话。

妇产科医生在看到超声检查结果后认为她需要立即进行手术。但米莉仍然明确表示不想让母亲知道自己的情况。她男朋友也不愿留下陪她，对她说了句再见就走了。米莉瞒着母亲进入手术室，娜塔莎陪着她，娜塔莎也只比米莉大四岁，她不确定这样做是否符合规定。

活动 7.9　反思

- 这一案例中存在的主要问题是什么？
- 谁拥有最终决定权？
- 相关专业人员可以采取哪些备选方案？

本章末附有本活动的参考提纲。

小结

本章介绍了如何成为一名反思实践者。本章中的案例研究和场景都强调了从错误中学习的重要性，并引导我们学习如何对自己和他人不适宜的实践活动提出疑问。反思能帮助我们指导实践，理解事件之间的联系，改进自身能力，并认识到责任与权限对决策的影响。第 8 章将会继续讨论如何通过分享我们的反思在更广泛的护理专业中发展实践的重要性，该章也探讨了与他人反思的形式。

参考提纲

活动 7.1　反思

您可能需要再次阅读本章引言部分，尤其要注意泰勒等人（Taylor et al., 2015）对反思和正念这两个概念的解释。这两个概念并不相互排斥，它们之间也没有明确的界限。例如，您可以认为格蕾丝对李先生的行为是以正念为主导的，她从整体的角度看待李先生，理解他可能因为无法独立呼吸而感到焦虑，因为插着气管无法与人交流而感到沮丧，或者因为容易疲倦而不确定今天会发生什么。从整体角度来看，格蕾丝本可以从马斯洛需要层次理论的角度出发，认识到李先生在入住 ICU 后可能会有更广泛的需求（Jackson et al., 2014）。

格蕾丝也需要理解患者要通过人际交往来应对入住 ICU 后所带来的创伤，并帮助其缓解入住 ICU 所产生的心理影响，格蕾丝在最初接触李先生时，就满足了他最基本的三个层次的需求（Jackson et al., 2014）。格蕾丝对之前在类似情况下与患者沟通的经历的反思意味着，她首先为李先生提供了一种沟通方式，使他能有一定程度的自主权，也能选择与格蕾丝成为积极的沟通伙伴。她也意识到，对上午的流程进行解释可以帮助缓解李先生的不确定性、焦虑和无助感。帕姆也从自身经历的角度认识到了格蕾丝所采用的方法的效果，通过观察格蕾丝与李先生的互动，帕姆也意识到从整体上对待患者并理解患者对当前情况的态度的重要性。换句话说，帕姆注意到了李先生的存在以及她在帮助其恢复健康方面所扮演的角色。她运用行动反思法，也尝试着像格蕾丝那样与患者进行交流，但由于感觉到李先生的疲劳，她利用自反和行动反思法来调整自己的策略，她也不希望处于疲劳状态的李先生强撑着与她交流。

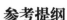

您可能观察到有人会与您曾留意的患者及其家属进行沟通，这可能是为了在繁忙的工作环境中建立亲密关系，也可能是在化解护患矛盾冲突。您是否从对方的肢体语言、语调、眼神交流或用词中读出了什么？若您能了解一个人在多大程度上会有意识地选择运用这些策略，或者这是否是一种个体习惯性的交流策略，这将会很有意思。卡珀（Carper, 1978）将其描述为一种认知的美学模式。您可能也愿意了解更多有关这一主题的文章，因为许多研究者都将反思性实践、舒适、

关怀和同理心（“6C”原则中的一种）联系在一起，如霍利（Hawley，2000）、娜丁和埃里克松（Nåden and Eriksson，2004）、威曼和维克布拉德（Wiman and Wikblad, 2004）、娜丁和斯特恩（Nåden and Sæteren, 2006）以及尼尔森等人（Nilsson et al.，2008）。

同样有趣的是，思考一下您当时是否与对方讨论过这个问题，以及您做出这个决定的理由。事后看来，您是否错过了从别人（无意识的）提供的好榜样中学习的机会？

活动 7.2　批判性思维

《NMC 守则》（2018b）中指出，临床医护人员在实践中应避免做出假设（请参见促进专业精神和信任中的第 20.3、20.5 和 20.7 条和以人为本中的第 1.1、1.3 和 1.5 条）。考虑到《NMC 守则》（2018b）的这些方面，格雷格可能会反思他的背景是如何影响他对吉娜的偏见的。根据他的知识基础，他能分析吉娜酗酒的原因和帮助吉娜有效管理糖尿病的方法，以及这些知识与他从与吉娜交谈中获得的信息如何匹配。此外，格雷格还需要思考如何改进自己的态度与沟通方式，使自己变得更有同情心。格雷格还可与艾凡进行沟通，并思考如何围绕其专业发展等方面来制订学习计划。此外，格雷格也可以请求艾凡的支持，为科室实习生安排一个练习环节。

活动 7.3　反思

您可能已经意识到，自己和他人的诚实对您来说同样重要，这确保了双方都可信赖。您可能也意识到，只有把“己所不欲，勿施于人”作为自己的核心价值，才能得到别人的信任。您可能也发现了自己很难对不友善行为熟视无睹，因为它会给您造成情绪上的困扰。您可能也已经意识到在青少年时期到工作期间或在为人父母后价值观和信仰都发生了巨大变化。进入护理行业后，您可能也已经注意到了自己的变化。尽管核心价值观依然不变，但生活经历往往会改变我们的价值观。这些问题可能与您的实践、您对团队工作的看法以及您对病人、同事、家人和朋友的态度有关。

您需要注意各种变化，以及这些变化如何影响您、您的行为以及您对当前事件的反应。请记住，大多数人一生中都不会经历您在护理工作第一年中所看到的事情。每次经历都会改变我们，但我们应让重要的人参与其中，否则可能在成长过程中失去他们，甚至迷失自我。这一点我们在第6章关于情绪劳动的内容中曾讨论过。

活动7.4 反思

阿赫麦德可能已经意识到，专业人员需要作为一个团队紧密合作，同时政策和方针对于实践有着非常重要的指导意义。尽管如此，在共同决策的过程中，患者仍需发挥关键作用，无论他们在之前的接触中表现出了什么。他对费莉西蒂的反思可以突出强调患者在面对新的现实情况时会重新设定自己的底线。阿赫麦德意识到自己能够基于当前的现状，选择恰当的措辞来安抚患者萨比尔女士。在反思过程中，他们可以对患者与护士之间或不同护士之间的权力关系进行反思，也可以思考萨比尔小姐的决定最终是否会被认为无效，因为萨比尔在身体状况极差的情况下可能缺乏心智能力支撑她作出恰当决定。

他们可能反思过以下问题：

• 由于在情景的影响下设定行为界限是人类的特性之一，他们反思了与患者接触、尊重他们的意愿和想法且在进行决策时按照患者意愿行事的重要性。

• 当护士需要作出对患者影响较大的决定，甚至可能是生死攸关的决定时，护士个人需要承担的责任有哪些？

• 准确和正确记录的重要性。

阿赫麦德可能会改变对专业精神的看法，这种专业精神是开放的，是不断变化的，同时也会通过不断变化来发展实践。作为一名实习者，这种改变是可以理解的，同时也是正确的，阿赫麦德可以与他的实习导师讨论这种情况。然而，值得反思的一点是，为什么阿赫麦德认为他需要先与费莉西蒂联系，然后再决定该怎么做。如果他是正式工作的护士，他会怎么做？他是否会与他人讨论这种情况？在哪种情况下？与谁？这最后部分的反思是锻炼个人领导能力和责任感的最佳时机。

活动 7.5　反思

尽管没有定论，我们进行决策的影响因素主要包括疲劳、过度工作、压力和缺乏知识等，但忽视患者意愿也可能导致干预因患者的不依从而失败。尽管我们努力纠正错误的决定并重建我们的自尊，但如果不对决策本身的准确性及周围环境进行反思，就会导致我们可能并没有注意到所有的问题，而只针对部分问题采取了解决办法。请查找《NMC 守则》中对上述问题的解释，例如：

• 疲劳和压力：《NMC 守则》（2018b）第 2.10 条规定，护士需要保持正常健康水平；

• 《NMC 守则》（2018b）第 2.1—2.6 条规定，让患者参与临床决策。

反思有助于重建信心和自尊，而不反思往往会让我们在回忆当时的决策时感到羞愧，从而丧失信心。在根据反思考虑如何作出正确决策时，您可能会发现，让其他人参与决策过程有助于缓解压力和知识不足的情况。同样，让患者参与决策也可以避免患者依从性较差的情况。

活动 7.6　反思

我们认为埃尔西的行为与她的意识不清有关，由于对她的观察结果是正常的，因此，结论显然也正常。这样做就很容易忽略一些本应对当时情况进行严格审查的线索。这可能需要提出一些问题，例如：

• 是什么原因导致埃尔西坐在草地上？

• 她呼叫的方式和平时不一样吗？

• 是什么让她大叫？

• 最后是什么让她平静下来？

埃尔西摔倒时没有其他目击者，因此，本应该对她进行全面的身体检查，这可能就能让护士注意到更多的异常体征，从而请医生来看埃尔西。而对于包括如血氧饱和度和血糖在内的其他指标也应进行检测，因为这可能会帮助确定埃尔西摔倒的原因。护士也很有可能需要通过患者安全事故表来审查和证明他们的决策过程是否存在问题，并提供相应的声明，涉及此类情况的学生也需要提供书面声明。

从这种情况中学到的经验就是，领导者需要果断决策，准确解读各种意外情况发生后的线索。在这一过程中，开展以患者为中心的持续评估，而不仅仅是依靠监护设备，这是必不可少的重要一环。认识到情况的变化既源于个体经验，也源于实践者开放的心态和反思的态度，不能只看表面现象。这对于流动性较小的长期住院患者或疗养院来说则是一个挑战，因为这些科室中的患者一般都比较稳定。人们往往会认为患者行为上的细微变化仅仅是他们个性的一部分，虽然这种看法大多数时候是对的，但我们也应该意识到，患者对我们来说其实是陌生人，我们可能并不了解每个患者的特性。这种情况可能会违反《NMC 守则》（2018b）中的要求。请讨论《NMC 守则》（2018b）中的哪些章节可能会介绍这种情况。例如，您可能需要阅读有效执业中的第 10.1—10.4 条和安全维护中的第 14.1—14.3 条、第 19.1 和 19.2 条。

活动 7.7　批判性思维

可能引起担忧的因素包括：

- 感到不安；
- 看到与您所学知识相反的行为和实践；
- 看到对患者的负面影响；
- 员工不采取行动解决问题。

提出关切的障碍可能是：

- 不想引起别人的注意；
- 不确定自己的知识和支撑证据；
- 不知道应遵循的程序。

巩固您的学习成果可能需要您对自己的经历进行反思，并撰写批判性反思报告（更多信息，参见第 11 章）。

活动 7.8　反思

罗杰认识到，即使有正确的检查程序，当一系列事件的早期就出现错误时，最终后期也会有错误发生。同时他也学会了正确、及时地进行文件记录，以及必要时进行授权的重要性。

莎拉和罗杰对这次险些酿成大错的事件表现出了强烈的情绪反应，他们愤怒地指责没有及时准确记录的同事。通过这一事件，他们也反思了自己的解决办法。他们认为，罗杰询问患者的建议并不完全可行，而且还可能存在暗示工作人员不称职的问题。莎拉和罗杰的应对是后期在进行给药时务必确保正确及时地进行记录。

科室负责人也应与相关医护人员一起进行集体反思，并将这一负面案例作为对所有工作人员的培训内容，以预防此类事件的再次发生。科室负责人采取教育而非惩罚的方式，才可能使犯错员工重拾自尊，并养成良好的行为习惯。另一个办法则是定期开展临床督促与反馈，帮助医护人员在日常的环境中对自己的做法进行反思。

请阅读《NMC 守则》（2018b）中的相关章节，如安全维护中的第 14.1—14.3、18.2—18.4、19.1 和 19.2 条。

活动 7.9 反思

该案例中主要的问题是米莉目前严重的临床状况、她的保密要求、年龄、她的精神能力和她母亲的权利。宫外孕破裂可能会导致大出血，需要立即进行手术。自 1985 年 Gillick 法案 [全国防止虐待儿童协会（national society for the prevention of cruelty to children，NSPCC），2018] 发布以来，医生必须评估未成年人是否有自己做决定的能力。如果米莉被认为有能力且完全理解实际情况，那么她可以被视为有能力作出决定并给予同意。但作出决定的复杂程度是否在米莉的知情同意范畴内，应由医生来决定。另外，在保护患者隐私和保护未成年人之间还存在道德的抉择难题。

其他可能的选择是说服米莉告诉她的母亲，或让团队另一名成员告诉她的母亲，或告诉她认为可以倾诉的其他家庭成员。在该过程中，娜塔莎应注意不要把自己的主观感受强加给米莉。生命体征和超声检查结果也明确了临床手术的紧急性，而米莉的主观感受也可能为她的最终决定提供参考。

如前所述，这是一个困难的情况，请参阅《NMC 守则》（2018b）中“以患者为中心”的第 1.1、1.3、1.5、5.1、5.2、5.4 和 5.5 条以及有效实践中的第 6.1

和 10.1—10.5 条。

有关道德决策的进一步阅读建议，请参阅本系列的另一本书《护理学生的伦理道德》（Ellis，2017）。

拓展阅读

Delves-Yates，C（2021）*Beginner's Guide to Reflective Practice in Nursing*. London：SAGE.

这本书介绍了对学术和临床工作的反思，并探讨了更为详细的反思模式。

Ellis，P，Standing，M and Roberts，S（2020）*Patient Assessment and Care Planning in Nursing*，3rd edn. London：SAGE.

本书探讨了对患者进行评估和护理的相关问题。它将帮助您理解和处理实践中可能出现的一些难题，以及反思在帮助您作出决策方面的作用。

Johns，C（ed.）（2017）*Becoming a Reflective Practitioner*，5th edn. Chichester：John Wiley.

本书将帮助您了解如何在不同背景下，通过创造性手段培养反思型实践者的方法。

Standing，M（2020）*Clinical Judgement and Decision-Making for Nursing Students*，4th edn. London：SAGE.

本书介绍了一个决策矩阵模型，并通过案例研究进行说明。

第 8 章
引导反思和跨专业协同反思

译者：甘秀妮，杨睿琦

基于《未来护士：注册护士的能力标准》，本章将介绍以下宗旨和能力标准：

宗旨 1：成为一名负责任的专业人员

1.10 展示适应力和情商，并能够解释在日常、复杂和具有挑战性的情况下影响其判断和决策的根本原因。

1.17 持续进行自我反思，主动寻求并回应支持与反馈，不断提升自身的专业知识和技能。

宗旨 5：领导并管理照护以及团队协作

5.6 通过引导、支持和激励个体及团队成员相互协作的能力来展现领导潜力。

5.10 参与团队监督和反思活动，以促进临床实践和服务质量的提升。

章节目标

通过本章的学习，您将能够：

1. 掌握护理工作中情绪劳动的应对策略；
2. 参与行动学习中的小组反思；
3. 和跨专业人士开展协同反思；
4. 明确引导反思的定义；
5. 理解临床督导框架与实践模式。

一、引言

场景 8.1　莎莉（Sally）的生死体验

莎莉是成人护理专业二年级学生，要去一家临终关怀医院实习。她对即将到来的实习工作感到紧张和无措，脑海中始终想象着这里的患者将会死去，这里将是一个令人沮丧的工作场所。然而，在她实习的第一天，医院里各种各样的患者以及积极的工作氛围使她改变了想法，这里的护士在高效工作之余仍能够确保与患者充分互动。莎莉的实习带教珍妮（Jean）指派她去照护一位肺癌伴骨转移的患者阿曼达（Amanda）。

莎莉和阿曼达有许多共同爱好，比如跳舞。阿曼达曾是一名芭蕾舞演员，但化疗让她筋疲力竭，无法继续跳舞。莎莉和阿曼达常在一起谈笑，分享彼此的故事和经历。随着阿曼达的身体日渐虚弱，莎莉为她提供的护理越来越多。在莎莉实习期最后一次上班时，她发现阿曼达的呼吸出现了变化，于是便告诉珍妮她想在阿曼达生命的最后时刻陪伴她。珍妮告诉莎莉，患者在死亡前常会出现呼吸变化，而且阿曼达没有家人陪伴，她十分支持莎莉的决定，也相信莎莉已经做好为阿曼达提供临终护理的准备。最终，阿曼达在莎莉的陪伴下安然离世。

珍妮帮助莎莉为阿曼达做尸体护理，并借机引导她反思对临终关怀的体验。莎莉表示她现在能理解为什么有些护士会认为照护临终患者是一件很充实的工作，也对能在阿曼达生命末期陪伴她感到荣幸和敬畏。过程中，珍妮特意让莎莉描述患者临终及离世后的生理变化，珍妮这样做有两个原因：

1. 帮助莎莉识别人体在死亡过程中所经历的阶段和体征。

2. 帮助莎莉摆脱阿曼达去世的悲伤情感，从而能够以平静的心态结束实习。

虽然莎莉还是感到难过，但她认为在临终护理过程中，阿曼达得到了充分尊重，她对此深感慰藉。

返校后，莎莉一直忙于完成课业任务。直到几个星期后的一次课堂案例分享，莎莉才意识到照护阿曼达的经历使她感触颇深。讲师引导同学们对实习经历进行小组反思，鼓励同学们对当时出现的反应和作出的决定进行分析，并思考自己对事件发展的理解。莎莉意识到自己在这段经历中的情感深刻影响着她的应对方式。与阿曼达建立的情感纽带，使得对方即将离世的事实及其临终时的感受都令她感到悲伤与无助。因此，在护理过程中，莎莉选择通过肢体语言和轻声交谈来表达她对阿曼达的关心。同学埃米莉（Emily）提出疑问，在这段经历中，阿曼达无法在临终时表达自己的意愿，那么，莎莉与珍妮采用的沟通方式是否带有单方面主导的倾向呢？讲师引导莎莉思考，如果她和阿曼达来自不同的文化和社会背景，事件发展是否会有所不同。

通过讨论和反思，莎莉深刻认识到，临终护理期间准确识别患者需求是一件很困难的事情。因为护士往往需要依靠自己对患者的观察，通过直觉、经验和判断为患者提供护理，但这并不一定符合患者本意。如果护士的判断出现偏差，则会影响患者的体验和感受。莎莉回想起医护人员常将患者“难以安然离世”归因于其“无法坦然接受死亡”，这种判断的客观性和准确性令她产生疑惑。因此，在不同的文化背景下应如何为患者提供照护是值得思考的。通过系统性反思，莎莉对护理实践的认知从感性认识转变为理性思考。

场景 8.1 说明了如何通过他人的反思性提问来提高反思深度和对问题的理解程度。对莎莉来说，他人提问可能会让她产生压力，但通过恰当的引导策略可有效缓解由此产生的焦虑。在护理课程学习以及临床护理工作中，我们有很多积累经验的途径，包括课堂教学中的案例研讨以及多学科团队协作的临床实境。

本章讲述如何通过引导反思加深对事件、经历和决定的理解和分析，以及如何借助跨专业协同反思促进反思效果。其中，特别强调临床督导机制对医护人员提升角色适应性的重要支持作用，该机制能帮助医护人员有效应对日常实践中所面临的角色变化和挑战。本章在前述章节基础上，结合不同专业的文化特征与引导反思方法，明确各类反思模式在跨专业领域的适用性，同时讲述了加强跨专业协作与学习如何促进协同反思机会的形成。本章说明了护理人员之间存在促进共同反思性学习和个人发展的机会，以进一步加深对护理实践的理解。

二、应对情感残留效应

护理工作会留下情绪印记，并可能导致情绪疲劳或倦怠，未被及时清理的情绪印记被称为情绪残留（Lachman，2016）。在反思实践中，个体的行为模式与人际互动将受到系统性审视，而其自我认知的清晰程度会随着专业成长逐渐增强。分析事件时，需从文化、社会、历史及心理等多维视角进行综合考量（van Boven et al.，2003），具体包括事件触发因素、涉及人群的特征及其认知、情感和体验等要素。在这个过程中，您需要承认认知局限并保持思维开放性，甚至可能重塑信仰和价值观，因而可能会引发焦虑和脆弱情绪出现。请参照场景 8.1 中的示例开展活动 8.1，并通过实际应用加深理解。

活动 8.1　反思

再次阅读场景 8.1 中的案例。

1. 根据您的理解，从文化、历史和心理方面分析该事件，并思考不同个体间是否存在分析差异？若存在，具体差异表现为什么？建议结合临终关怀医院与高校教育场景中的参与对象进行思考。

2. 请思考，您对该事件的认知判断是否与莎莉的看法存在差异？如果是，请谈谈您的看法，并思考产生不同看法的原因是否与所处的职业发展阶段不同有关？

参考提纲见本章末。

开展活动 8.1 可能会让您直面护理临终患者的认知盲区与情感障碍，并反思不同文化对临终关怀的认知差异。在此过程中，您或许会质疑自身专业胜任力，或预判未来可能遭遇的类似困境。需特别关注的是，羞耻感与困窘情绪在临床实践中普遍存在，尤其是在临床督导情景中（Lynch et al.，2008）。例如，当出现操作失误或无法解答患者疑问时，实习生常担忧带教老师会因此质疑其专业能力与个人价值。这种焦虑可能削弱其临床自信，从而增加差错发生风险。因此，在支持性的团队氛围中，营造能让护理人员安心交流的工作环境，并通过结构化反思机制促进护理人员情感表达，能有效缓解焦虑情绪（Holmes，2005）。与实习带教老师或同事构建良性合作关系，实际上是双方共同投入、相互促进的专业成长过程。为了增加理解，请阅读场景 8.2，并回答活动 8.2 中的问题。

场景 8.2　维罗妮卡（Veronica）社区实习工作的第一天

维罗妮卡是心理健康护理专业一年级学生，这是她作为社区心理健康实习护士的第一天。维罗妮卡很期待这次实习，因为她想在获得护士执业资格后从事社区护理工作。实习带教老师格雷格（Greg）非常欢迎她的到来，并将她介绍给团队其他成员互相认识。随后，格雷格向维罗妮卡介绍了社区护理工作的流程及当日工作计划。

首项任务是探访一位 65 岁的独居老人哈利（Harry）。维罗妮卡被老人脏乱不堪的家庭环境震惊到了，哈利家里四处散乱着报纸和垃圾袋，不时传出阵阵难闻的气味。格雷格完成用药核查及基本沟通后便带着维罗妮卡离开了。忙碌了一个上午，到了午餐时间，格雷格主动询问维罗妮卡的状态，因为他注意到拜访哈利时维罗妮卡出现了惊讶的反应。维罗妮卡坦言难以理解哈利为何选择这样的生活方式。格雷格并没有直接回答，而是引导维罗妮卡反思自己的生活是如何控制的。随后，他们思考了哈利出现这种行为可能的原因以及支持策略。回家后，维罗妮卡对社区心理健康护理的认知发生了改变，但她也感受到临床督导关系带来的支持性，格雷格始终以专业包容的态度引导她进行反思，这也使她未对自身能力产生质疑。

活动 8.2　反思

- 场景 8.2 中的主要问题是什么？
- 格雷格还能从哪些方面进一步给予维罗妮卡支持？
- 维罗妮卡还能做什么来增加她的理解？

参考提纲见本章末。

场景 8.2 旨在帮助您系统审视临床实践中可能遭遇的复杂情景。然而，主动承担对情景的责任并寻求解决方案具有挑战性，而批判性反思可能会暴露自身的弱点，从而引发不适感。此时，非评判性支持有助于我们应对和整合新发现的自我认知，缓解身份认同过程中产生的紧张感，并促进专业行为改变（Lindsay，2006）。引导反思性学习是临床督导的核心职能之一，而学生则需要主动去提升自己的洞察力。接下来将介绍如何在小组反思中培养批判性思维，以及如何通过行动学习促进批判性思维持续发展。

三、小组反思：行动学习的关键实践

护理人员的成长历程由一系列故事组成，其中既有患者诊疗案例，也包含护理实践体悟（Bishop，2007）。行动学习是指一组实践者通过反思现实生活情景，从而解决实际问题并从中学习知识的过程（Dawber，2012）。这个过程通过整合理论知识、实践经验与创新思维寻求全新的解决方案，其核心要素在于帮助学习者在实践中反复尝试、反思和调整，将学习成果持续转化为实践行动，进而推动认知水平螺旋式上升。因此，团队协作对于拓展反思深度、思考解决方案以及提供专业支持至关重要。行动学习小组成员的分工如下：

•会议开始时，由汇报人提出临床实践问题，并以简洁明了的方式呈现（5~10 分钟），确保小组成员能迅速理解（5~10 分钟）。同时，在保持议题主导权的前提下，汇报者需以开放态度接受反馈，并能够在会议结束时明确阐述后续行动计划。

• 小组成员通过系统性提问的方式厘清需要解决的问题，并从多角度批判性分析问题发生的潜在关联因素和解决方案，提出反思性见解。当小组成员明确关键疑点后，汇报者走到小组外围进行旁听并做笔记。随后，小组成员进入深度讨论阶段，需要系统评估各方案的临床适用性及实施方案可能产生的后果，最终作出最优决策。这个过程需要小组成员保持专注（15~20 分钟）。

• 通常可根据讨论情况，选择是否安排一次短暂的休息（5 分钟），让汇报者整理信息。

• 若小组成员已完成讨论，汇报者可在休息时间后返回小组中，反馈从小组讨论中获得的启示，并提出自己的想法和行动计划（5~10 分钟）。

• 引导者全程参与并观察小组讨论的过程，监督讨论质量，根据需要适时提出疑问、反思性见解或鼓励，防止小组成员出现认知偏差。如有必要，引导者可在关键节点进行阶段性总结，使讨论有序进行。

保密原则是开展小组反思的基本原则。如果小组讨论内容没有做好保密，那么小组成员难以分享自己的真实想法和态度。因此，通常在建立反思小组时便会制定协议，小组成员需共同确立协作规则，明确个人与团队责任划分，并将保密原则作为协议的核心条款。此外，成员还需按时出席、积极发言，这是对合作价值的尊重。不按时出席或不积极参与讨论，则无法维持个人和团队所必需的学习环境。

场景 8.3　马特（Matt）的主动学习体验

马特是行动学习小组的成员，该小组由学校与医院合作成立，每月召开会议分享并讨论实践案例，同时总结实践过程中获得的学习心得。马特在收治心理健康问题患者的病房工作，与此前实习的危机干预部门相比，他感到当前岗位枯燥乏味。

在本月的行动学习会议上，马特受邀分享他的实践经历。他谈到了病房收治的一名慢性抑郁症患者，这位患者存在复杂的健康问题和社会问题，不愿配合医护人员的治疗护理方案。行动学习小组成员阿斯特丽德（Astrid）提出，马特应重新审视他在案例陈述中使用的措辞。马特随即意识到，自己一直将服务对象称为“病人”而非“人”。起初，面对阿斯特丽德的反馈，马特表现出抵触情绪，他在小组中的反应似乎反映了他照护患者时的态度。引导者观察到小组互动过程后，给予成员充分空间自行解决问题。这种策略效果很好，让小组的紧张氛围得到缓和随后，行动学习小组讨论了“标签化”患者的潜在影响及其可能引发的反应。此外，小组还分析了马特的抵触情绪对其实习体验的影响，以及接下来马特应当如何改善自己的行为。讨论结束后，马特深刻体会到自己通过主动学习深化了对沟通的认知，并意识到此前的情绪反应可能源于对当前实习岗位的挫败感。

小组反思的目的是巩固和拓展专业知识和实践能力。主动学习发生在我们审视日常实践并探索创新工作方式的过程中；尽管这一过程或许会突破我们的工作舒适区，但这正是学习的核心所在（McCormack et al.，2013）。场景 8.3 中，马特被要求反思日常工作用语，进而意识到自己对服务对象的称呼没有体现“以人为本”的理念。这是一种主动学习，马特不仅认识到自身语言模式的问题，更开始探索改变的可能。他逐渐觉察到，自己需将病房中消极对抗、漠不关心的态度转变为主动参与的姿态，并积极探讨自身学习需求与目标。在实践中，应借鉴发展“专业技能”的理念，为学习者提供学习资源（Titchen et al.，2004，p108），该理念强调实践者应致力于知识体系与技能储备的持续扩展。尽管，他人可通过支持实践与批判性思维助力我们在实践工作中积累护理知识，但唯有通过主动协作学习，我们才能真正实现知识的整合，认识到自身独特价值，提升专业技能，并建立职业自信。场景 8.4 将围绕护理技能展开，以帮助您深入理解这一概念的内涵。

场景 8.4　安妮塔（Anita）的注射操作

您和资深护士安妮塔共事，她拥有 20 年注册护士资质，且在本科室工作已达 10 年。今天，安妮塔邀请您观察她的注射操作，以帮助您进行技能学习。安妮塔首先向贝蒂（Betty）（患者）解释注射操作流程并获得知情同意，很明显，贝蒂对注射存在抵触。随后，安妮塔携贝蒂的药物治疗单返回治疗室，逐项核对后规范洗手，并着手准备注射所需用物。整个过程中，她持续向您解释操作原理、步骤意义，并通过提问引导思考。她仔细检查药物安瓿，精准抽取药液，尽可能确保无药液洒落且注射器内未残留空气。随后，她将注射器中的微量气泡谨慎排出，避免药液喷溅。进入病房后，安妮塔示意您轻声安抚贝蒂并握紧她的手，同时她对注射部位进行准备。安妮塔的动作迅捷、流畅且娴熟：消毒皮肤、进针、推药、拔针，随后轻压穿刺点防止出血。她全程始终以沉稳语调安抚患者。整个过程不到 10 分钟，贝蒂也几乎没有感受到注射带来的不适。

对比您的第一次注射经历，安妮塔的从容令您印象深刻。您意识到，贝蒂的皮肤较硬，存在注射难度，而她熟练流畅的动作必源于其丰富的实践经验。此后，您开始细致观察安妮塔操作中的隐性技巧：她通过自然的沟通缓解患者紧张，使注射更加容易。这一环节看似简单，实为实现“以患者为中心”而非“任务导向”的关键。您还注意到，她在消毒、进针与拔针间的动作协调性，以及对贝蒂生理反应与舒适度的动态关注。总体而言，患者舒适度和护理操作效率都很重要。

场景 8.4 讲述了安妮塔娴熟的注射技术，这种能力源于反复实践与反思改进，她通过观察每位患者的细微动作和即时反应，不断优化自己的操作细节。注射流程已完全内化为安妮塔的“第二本能”，她无须刻意思考即可同步完成操作与教学，这也说明其专业知识已深度内化于临床实践（Sennett，2008）。重要的是，安妮塔的首要关注点并不是注射这项“任务”，而是患者，她与贝蒂的沟通与其注射技术融为一体、自然流畅，在实践中与他人互动是发展其专业技能的重要方法，不仅有利于突出护士角色的独特性，还说明了他人在帮助自己发展技能中的作用。在工作中，优秀的学习榜样能激发职业成长动力，但新手若过度对比自身与资深同事间的差距，易陷入自我能力质疑。这是护理专业技能学习发展的必经阶段。本纳（Benner，1984）提出的“从新手到专家”五阶段理论指出，初学新技能时，实践者往往将一项任务拆解为独立步骤机械执行，随着经验的积累，他们将逐步学会在具体情景中整体把握护理技能。就像场景 8.4 中安妮塔所经历的那样。

到目前为止，我们聚焦于护理同行间的学习。下文将探讨跨专业协同反思的价值。

四、跨专业协同反思

《弗朗西斯报告》发布后（Francis，2013），医疗质量改革的核心在于推动全体医务人员能力建设，即以质量准则为基石，涵盖以患者为中心、灵活应变、尊重个体价值、临床适切性及推动终身学习。随着护理角色内涵的拓展，角色的职责界限逐渐变得模糊，无论是新手还是专家都有教学、学习和监督的机会。反思不仅关乎已获取的知识，更涉及专业人员的自我重塑。这对职业成长路径的规划与反思问题的构建具有特殊意义。与此同时，角色转型催生的新思维方式，亦为发展中的专业人员带来深层启示。跨专业协同反思可以帮助您更全面地看待问题。

完成活动 8.3 将引导您探索实践这一反思模式的具体路径。

活动 8.3　反思

回想您最近的实践经历，并思考您的工作与其他专业人士有哪些交集。列出所有涉及的专业领域，并分析在这些合作场景中，存在哪些跨专业经验共享与联合学习发展的潜在机会。

如果您是一名资深的护理人员，请进一步思考，如何为学生及自身创造跨专业学习途径。

请列举大学课程中曾共同学习的跨专业学习群体。考虑一下可能有哪些机会来分享实践和促进学习。

整合分析所得信息，制订具体行动计划，阐明如何通过跨专业协同反思实现能力提升，并通过拟定反思问题明确预期目标。

参考提纲见本章末。

本活动记录的反思成果能帮助您掌握学习自主权，并主动规划跨专业知识拓展与实践经验共享的策略。跨专业协同对开拓临床实践创新路径，进而提升临床实践质量具有关键作用。然而，对新手实践者而言，跨专业协同可能遭遇双重阻碍：一是不同专业间的角色定位偏差易造成合作不畅，二是学科知识体系的结构性差异易造成沟通障碍。此时，引入一名专业引导者促进反思，可提升跨专业学习成效。下文将系统探讨引导反思的应用及作用。

五、引导反思

引导反思被定义为通过资深从业人员的提问和洞察力，深入理解实践经验本质的反思。引导者帮助实践者揭示自我欺骗与能力局限，同时通过提供支持与鼓励来深化学习（Johns，2010）。这种方式使得我们能够逐层剖析最初被视为常规操作的实践，最终触及深层学习的本质，这就如同剥洋葱时，逐层剥离表皮会增强香气分子的释放效应。

在引导反思过程中，实践者需直面自我欺骗与认知扭曲。因此，需由经验丰富且具备资质的人员担任引导者，且需确保引导过程为实践者提供支持性与周密设计的反思促进策略，同时引导者与实践者之间需建立互信关系。引导反思中的边界控制包括设定清晰的界限并提供结构化的框架，以避免参与者陷入无关细节的纠缠，有利于始终聚焦于反思的核心目标（Thorndycraft and McCabe，2008）。下面这个案例将呈现如何通过引导反思来分析临床关键事件，其目的是为处理情感残留提供支持，并培养反思性学习能力。

案例呈现：贾米尔（Jameel）遭遇重大创伤事件的经历

贾米尔是成人护理专业的三年级学生，目前在急诊科跟随带教老师里卡多（Ricardo）实习。一个周六深夜值班期间，他们接到通知：四名因玩涂料稀释剂与火柴引发爆炸导致烧伤的儿童即将被送到医院。其中一名儿童全身 80% 体表深度烧伤，其余三人虽烧伤面积较小但伤势仍属危重。贾米尔协助布置急救复苏单元时注意到，这些儿童无监护人陪同。当孩子的父母赶到医院时，现场一片嘈杂和混乱，贾米尔尽力安抚父母们。贾米尔与里卡多护送面部与胸部大面积烧伤的患儿博比（Bobby）转至烧伤专科病房。返程途中，贾米尔询问博比的预后情况，里卡多解释道，患儿需接受多次重建手术，并需心理干预以应对容貌损伤。贾米尔下班时，对该事件的许多方面感到难以理解，他不解为何无人监管儿童的危险行为，也渴望系统掌握烧伤救治方案与长期预后的相关知识。

第二天晨间休息时，里卡多主动找到贾米尔，因为他意识到贾米尔因为这一事件受到了很大影响，利用15分钟休息时间，里卡多引导贾米尔梳理事件感受。贾米尔难以理解为什么没有监护人知晓孩子们的具体动向，因为在他的文化中，孩子应该得到家长严密的监督。同时，他也想知道如何系统掌握烧伤急救与康复知识，因为这对他来说是新的领域。贾米尔和里卡多探讨了文化差异，并分析监护缺失的深层原因，里卡多向贾米尔提供了关于烧伤及其治疗的参考资料，并计划在下次见面时与他进一步讨论。通过督导对话贾米尔认识到，尽管他没能很好地参与到孩子们最初的照顾，并介意父母没有照顾好孩子，但在事件发生后他履行了关键职能，就是运用沟通技巧安抚家长的焦虑情绪。

这个案例表明，在关键性创伤事件后开展引导反思的重要性。引导反思同样适用于日常临床实践，可通过系统性审视既有操作流程，持续优化护理质量。临床督导作为一种结构化的引导反思模式，为临床实践改进提供了方法支持。下文将阐述临床督导的核心内涵及其常用理论框架与实践模式。

六、临床督导框架

临床督导是与专业人士建立的一种以实践为中心的关系，能够帮助处理工作中的情绪问题以释放压力，并对工作进行反思和探索，从而获得建设性实践反馈和对有效实践的肯定（Freshwater et al.，2007），督导过程会以资深专业人士作为督导者，以反思者作为被督导者。临床督导对于实践十分重要，因其可整合多种支持形式，并嵌入实践质量改进体系（Cooper and Palmer，2000），其本质是一种经验体验式学习方法，有利于对实践进行反思性审查和制定下一步发展规划（Milne，2009）。

临床督导可根据引导方式与目标的不同分为以下形式：

•同事的个人实践叙事分析；

•督导者与被督导者共同解析临床代表性案例；

•结构化临床教学课程；

•多学科督导，促进跨专业经验互鉴（Howatson-Jones，2003）。

在临床督导的所有形式中，提供专业支持与厘清责任边界至关重要，这既能保障学习效果，又能避免督导过程中产生次生伤害（Phelan et al.，2006），临床督导的特殊性在于促使从业者重新审视职业身份认同，因此在制度设计时需系统规划，明确培养目标与阶段任务。监督者和被督导者所处位置不应被视为开展临床督导的障碍因素，可通过使用虚拟会议、实时博客等技术，或为有经验的专业人士安排病房会议等方式，促进临床督导的实施。此外，管理层在督导体系中的双重角色尤为关键，既要履行专业指导职责，又要注重员工心理健康维护。唯有构建这样的支持性督导机制，才能让不同能级的护理人员实现专业成长并获得职业认同感（van Ooijen，2013）。无论您是首次求职，还是作为资深的专业人员，建议在求职时重点考察该机构是否能够提供临床督导机制。对于在职人员，可以思考如何完善现有督导体系。需要强调的是，临床督导不应被视为附加任务，而应整合至现有工作框架中，例如将督导环节嵌入实习护士的进度汇报会等常规安排中。

英国护理和助产士委员会认为临床督导非常重要，并提出了以下原则：

•临床督导应支持临床实践；

•临床督导是一种以实践为中心的关系；

•督导方案应根据区域需求及具体情景制定；

•临床督导的基本规则应当达成共识，以保证临床督导的开放性和透明度；

•每位护理人员都应该有机会接受临床督导；

督导者需在开展临床督导前接受专项培训；

•建立督导效果评估机制以衡量临床督导对护理质量的影响。

然而，临床督导的有效性取决于护理人员自我意识和对自己感受和行为的洞察力。临床督导中反思过程的关键阶段包括以下几个方面：

•自我觉察：主动认知情感、态度及价值观的动态过程；

•事件描述：精准识别并系统回顾关键临床事件的能力；

•批判性分析：解构事件要素、质疑固有认知及探索替代方案；

•知识整合：融合新认知与既有经验，明确后续行动计划；

•价值评估：对实践经历进行专业价值判断。

自我觉察本质是个体与自我的互动关系。例如：是否习惯批评自己？自身期待设定是否存在过高或不足？抑或有时自我评估偏离客观实际？比如，您可能因完成模拟操作而自认为已掌握某项技能，却未意识到因患者个体差异性，实践初期仍需资深专业人员的督导。这种现象与自我能力认知无关，我们所展现的行为特质及反馈接受度，均与自我期待及评价密切相关。促进被督导者积极参与临床督导并从中充分获益所需的技能和特征包括：

•结构化沟通能力；

•系统性反思技巧；

•专业诚信度；

•乐于接受反馈。

临床督导实施模式主要包括：

•专家引导式督导：邀请具备专业领域专长的引导专家参与临床督导；

•个体督导：督导者与被督导者单独会谈；

•团体督导：督导者同时指导多名被督导者；

•跨学科督导：由其他学科专家担任督导角色。

临床督导模式的选择取决于：

•议题是否需要领域专家介入；

•同行讨论是否产生协同增益；

•团体是否存在共性诉求；

•个体是否需要专项支持；

•议题敏感度是否适宜公开讨论。

无论选择哪一种模式，明确督导目标始终是核心要务。

普罗克特（Proctor，1986；Hawkins and Shohet，1989）提出的经典框架整合了临床督导中的三大核心功能：

1. 规范性功能

•涉及安全实践 / 标准制定的管理职能；

•确保指导方针的严格执行；

•资深专业人员指导被督导者遵循指导方针达成标准。

2. 教育性功能

•深度反思与探索，促进临床实践的批判性审视；

•帮助被督导者识别专业优势与待改进领域；

•以批判性方式将理论与实践联系起来。

3. 支持性功能

•提供情感支持，应对工作压力的响应机制；

•有助于理解情感投入如何影响实践；

•使护理人员能够处理自己的反应；

•构建能处理关键事件 / 突发问题的护理团队。

此外，范 · 奥耶恩的框架（van Ooijen，2013）表明，将临床督导视为专业发展的重要组成时，其效益呈现最大化特征（图 8.1）。初始阶段是临床督导运用与认知的新手期，但随着专业能力与知识体系的渐进式积累，其思维独立性将显著增强。这种认知的发展，将会在持续参与临床督导实践过程中，伴随专业造诣的深化而不断演进。

在新手阶段，被督导者有很高的积极性，但缺乏专业洞察力和实践经验。在进入下一阶段后，其专业行为呈现依赖性与自主性交替主导的周期性波动特征。此后的阶段，被督导者的临床决策自信度显著提升，最终可实现专业自主性。从反思学习的角度来看，临床督导是与其双向促进的过程。

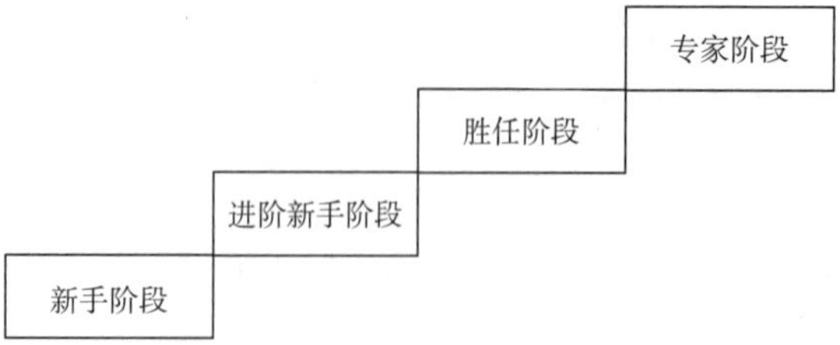

图 8.1　简化临床督导发展框架（van Ooijen，2013）

如本章开始所述，临床督导为发展反思学习和处理护理工作中的情感残留提供了结构化路径。福吉耶和巴特沃斯（Faugier and Butterworth，1994）将其核心要素界定为：

- 在不违反保密原则的情况下讨论实践中遇到的问题；
- 获得专业指导和反馈；
- 通过反思拓展专业知识；
- 释放职业压力与情绪张力；
- 正视并处理职业情感反应；
- 在督导支持中强化职业价值认同。

临床督导不包括：

- 非工作相关的抱怨宣泄；
- 缺乏专业聚焦的日常事务讨论；
- 个人 / 家庭私密问题咨询；
- 被动执行操作性指令。

完成活动 8.4，帮助您运用该理论框架，筛选适宜通过临床督导解决的临床实践问题。

活动 8.4　批判性思维

建议系统梳理适宜纳入临床督导议程的核心议题，列出清单以便重新评估这些议题随临床工作周期产生的变化。您可选择可信赖的同行开展同伴督导来深化此过程。

本章末附有本活动的参考提纲。

在临床督导会议前充分反思合适议题至关重要，这有助于优先选择对学习最具意义的内容。根据德里斯科尔（Driscoll，2007），临床督导会议包括：

•准备：反思拟讨论议题的价值；

•引入：督导者引导建立安全氛围，调整心理状态；

•切入正题：简明阐述临床实践中的焦点问题；

•澄清与总结：督导者明确重点内容；

•结束：共同制订行动计划。

显而易见，临床督导侧重于通过您提出的话题开展学习。这也是您的专属学习时间，因此是非常有价值的。作为一名医疗专业人员，经常开展临床督导有利于成长。

小结

本章讨论了不同的反思框架和跨专业协同的方式，强调了他人在帮助拓展反思知识广度方面的重要性，这是因为护理工作与其他专业存在交集，这可以丰富反思过程。本章通过场景和案例分析提供示范和指导，以帮助实践者确定如何将反思融入临床实践和日常学习中。下一章将探讨如何记录反思过程，以及如何通过反思性写作的方式去发展反思能力。

参考提纲

活动 8.1　反思

死亡、伴随的仪式以及人们对死亡的感受会由于文化内涵不同而存在差异，并与信仰体系和个人价值观有关。信仰体系可能是宗教信仰，是特定文化的历史积淀。对于护士而言，信仰和心理方面是护理工作关注的重点。在场景 8.1 中，珍妮的文化内涵让她相信人不应该孤独地死去，这也是护理工作者的一个普遍观念；而莎莉所出现的感受，是因为她和阿曼达在心理上和情感上建立了联结。虽然莎莉在感情上比珍妮受到更多的影响，但是珍妮意识到莎莉可能存在情感残留，对她提供了支持，营造了一种鼓励和开放的学习氛围。我们很难知道阿曼达想要什么，但可以通过日常聊天获取关键线索。例如，她可能喜欢某个亲戚或朋友和她在一起。然而，如果莎莉与阿曼达之间存在文化差异，那么莎莉的照护工作可能会受阻，需要更多的建议和知识。我们需要考虑我们所说的“文化”含义是什么，以及错误的假设会有多大的误导性。我们常通过民族、种族、宗教等方面来描述文化，但文化具有多样性，其他可能影响文化的因素也需要考虑。理解患者愿望是必要的，但此处所指的联结超越理性认知层面。特克尔等人（Turkel et al.，2018）和沃森（Watson，2008）认为，关爱在人类层面是普遍的，它超越了不同文化的阻碍。在场景 8.1 中，莎莉与阿曼达因情感联结而达成价值共识。同样，珍妮也基于对阿曼达临终需求的理解鼓励莎莉陪伴。杰罗等人（Gerow et al.，2010）发现，护士创造了一个“保护罩”来隐藏自身的悲伤情感，从而使他们能够照护临终患者，就像莎莉和阿曼达一样。杰罗等人（Gerow et al.，2010）还提出，这种“保护罩”将护士和患者联系在一起，形成了一种特殊的纽带，目睹死亡对个人来说是形成性的，并将决定所形成的“保护罩”类型。如果您处于护理工作初期，心理方面影响可能是最突出的，这取决于既往经历和以前是否有过与死亡打交道的经验。如果您有工作经验，您会经常接触护理文化，并会在实践工作中逐渐形成能够控制情绪的能力。如果您是一名资深护士，既往的护理工作经历将会帮助您判定事情的重要程度，应当如何反应，以及可能创造何种护理文化。如果珍妮在职业生涯早期有过负面经历，她可能会对这种情况作出不同的反应，不会在莎莉第一次接触死亡的时候为她提供支持。在这个情景中，珍妮敏锐地发现了阿曼达和莎莉的需求。皮克斯吉尔（Pickersgill，2015）通过对临终关怀护士的访谈，总结了许多护士的想法，并提出：能够在人的生命尽头给予陪伴，是一种莫大的荣幸。

值得深入探讨的是，《NMC 守则》（2018b）中的核心条款如何在临床督导中具体体现，建议对照研读该准则，重点聚焦“以患者为中心”章节（第 1.1—1.5、2.1—2.6、3.1—3.4、4.1、4.2、4.4、5.1、5.3 及 5.5 条）。

活动 8.2　反思

场景 8.2 中有三个问题：

（1）格雷格对维罗妮卡的欢迎所留下的第一印象将一直伴随维罗妮卡，使她感受到专业价值认同与支持，有效抵消了探访哈利引发的焦虑。

（2）维罗妮卡对哈利的行为感到震惊，这显然与维罗妮卡的信念不同。格雷格在与其深入探讨这些矛盾的同时，通过共享临床思维过程和决策依据为维罗妮卡提供支持。同时，维罗妮卡可通过主动搜集哈利行为成因的专业资料增进自己的理解。

（3）格雷格和维罗妮卡可以讨论如何“以患者为中心”去应对这些难以理解的情况，《NMC 守则》（2018b）可以帮助形成决策。

请查找《NMC 守则》（2018b）中可能适用该场景的内容，例如重点聚焦“以患者为中心”章节（第 1.1—1.3、1.5、2.1—2.5、4.1、4.3、4.4、5.1、5.3 及 5.4 条）以及“高效执业”章节（第 7.1—7.4、8.3、8.4 及 10.1—10.6 条）。

活动 8.3　反思

您可以选择以下实习场所开展协同实践，如放射科提供与放射技师合作的机会，康复科能接触物理治疗师、职业治疗师和社会工作者，手术室与手术部门医护人员建立联系，妇产科及日间手术中心可与助产士进行协作。同样，在岗前培训期间，您将有机会接触到其他专业人士，如与儿童、心理健康和学习障碍相关的专业人士。这些情景中，都可以通过跨专业病例讨论会、反思性学习小组和多学科案例会议等方式进行小组反思。在大学里，您可能会与其他健康和社会护理专业的学生一起学习，这可能会涉及对专业身份认同和不同职业贡献度评估的反思。您的行动计划应明确在下次实习时如何参与其中的一些活动，并列出哪些专业人士参与了实践，以及从积极参与课堂讨论中学到了什么。初步反思问题可能如下：

- 不同专业的优先事项如何与护士的优先事项相互协调？
- 作为一名护士，我能从护理专业中学到什么？
- 跨专业知识如何影响我的临床实践？

作为一名资深护士，您可能考虑过让学生与护理领域相关专业人士一起学习，或者安排其他专业人士开展教学课程。埃斯特辉森和库伊曼（Esterhuizen and Kooyman，2001）关于道德决策跨专业教育的研究表明，多学科间沟通效率得到提升，对于问题的讨论也开展得更早。护士作为患者权益的倡导者，其在与跨专业团队讨论中的作用应被重视。

活动 8.4　批判性思维

可以考虑的临床督导议题包括：

- 职业伦理问题；
- 学习路径与职业发展探索；
- 职场人际关系管理；
- 伦理 / 法律困境；
- 积极 / 消极的临床工作经历；
- 专业技能提升；
- 护理管理能力发展。

在开展同行反思时，您可能会产生不同的观点，也会因为信任他们而接受建议。然而，尽管这种引导反思有助于激活批判性思维，但需要一个有经验的引导者来促进反思深度。

拓展阅读

Beddoe，L and Davys，A（2020）*Best Practice in Professional Supervision：A Guide for the Helping Professions*，2nd edn. London：Jessica Kingsley.

这本书讨论了临床督导的技巧和实用性，并将临床督导定位为一种学习活动。

Freshwater，D，Walsh，E and Esterhuizen，P（2007）Models of Effective and Reflective Teaching and Learning for Best Practice，in Bishop，V（ed.）*Clinical Supervision in Practice：Some Questions，Answers and Guidelines for Professionals in Health and Social Care*，2nd edn. Basingstoke：Palgrave Macmillan.

这本书将帮助理解临床督导对个人、患者 / 就诊者和医疗保健组织的重要性，并提供关于实施临床督导的实践方法。

Higgs，J，Richardson，B and Abrandt Dahlgren，M（eds）（2004）*Developing Practice Knowledge for Health Professionals.* Edinburgh：Butterworth Heinemann

这本书将帮助理解技能知识是如何发展的，以及与不同形式的知识之间的关系。

Johns，C（2010）*Guided Reflection：A Narrative Approach to Advancing Professional Practice*，2nd edn. Chichester：Wiley-Blackwell.

这本书通过案例和作者实践经历来解释引导反思。

Leigh，J and Roberts，D（eds）（2021）*Supervising and Assessing Student Nurses and Midwives in Clinical Practice：A Practical Guide.* Banbury：Lantern

这本书提供了一个实用和现代的资源，以帮助实习护士和助产士进行临床实践。

Milne，D（2009）*Evidence-Based Clinical Supervision：Principles and Practice.* Oxford：British Psychological Society and Blackwell.

这本书提出使用临床督导技术的证据基础，并且可帮助有经验的护理实践者提升实践能力。

van Ooijen，E（2013）*Clinical Supervision Made Easy*，2nd edn. Monmouth：PCCS Books.

这本书以一种易于理解的方式解释临床督导。

第9章 反思性写作

译者：甘秀妮，杨睿琦

基于《未来护士：注册护士的能力标准》，本章将介绍以下宗旨和能力标准：

宗旨1：成为一名负责任的专业人员

1.5 了解专业实践的要求，能够识别自身及同事的身心倦怠征兆，并采取必要措施降低健康风险。

1.17 持续进行自我反思，主动寻求并回应支持与反馈，不断提升自身的专业知识和技能。

宗旨5：领导并管理照护以及团队协作

5.10 参与团队监督和反思活动，以促进临床实践和服务质量的提升。

章节目标

通过本章的学习，您将能够：

1. 定义反思性写作；
2. 理解保密和反思性写作的原则；
3. 进行个人反思性写作，如写反思日记；
4. 制订个人发展规划；
5. 在工作中进行反思性写作；
6. 记录引导式反思。

一、引言

本章探讨反思性写作，并为注册护士撰写 NMC 资格再认证文件提供指导建议，注册护士可将本章视为对 NMC 官网信息的补充材料，并根据再认证所需的反思记录思考如何开展学习活动。

我们可能认为书写反思记录是项繁重的“附加任务”，但若将反思活动视为临床实践探索的组成部分，便会发现这种认知与事实大相径庭。通过反思，我们能够发现自己面对特定情景的认知方式、情感反应及其深层原因，很少有体验比这更让人兴奋了。反思记录不仅为我们创造自我表达的机会，更提供了多样化尝试空间（Newton and Plummer，2009；Webster，2009；Pavill，2011），如摄影（Steenfeldt et al.，2019）、舞蹈（Picard，1995；Dimonte et al.，2021），艺术（McAndrew and Roberts，2015；Leyden et al.，2018）和诗歌（Hunter，2002；Coleman and Wills，2015；Jack，2015；Cronin and Hawthorne，2019）等形式，其中一些作者认为，创造性表达滋养了护理艺术，让其与护理科学相辅相成，两者融合可帮助我们为患者提供更专注和更全面并以人为本的护理。

活动 9.1　反思

莫莉·凯斯（Molly Case）的创造性反思

搜索并观看来自 2013 年英国皇家护理学院大会上护理学生 Molly Case 的一首诗 *Nursing the Nation*。

请对这首诗进行反思，并记录下您认为用诗歌作为反思媒介的优势和局限性。

由于这项练习基于个人体验，本章末仅提供有限的参考提纲框架。

这首诗表明，反思性写作不仅需要对内容进行深度思考，还需条理清晰且有效地组织观点。除了促使我们以全新视角审视自身经历，反思性写作还能培养伦理辨析能力与分析技巧，从而让我们更全面地汲取实践经验的养分。要做到这一点，我们需要回溯各类重大事件，系统审视相关概念，并深入参与分析过程。

本章将探讨反思性写作的核心目的及其如何对接《NMC 守则》（2018b）。文中将介绍多种实用写作技巧，并通过专项练习帮助您切实提升这项能力。现在，请您开始进行与反思日志相关的个人发展规划，并在练习中进行更详细的反思性写作。

二、反思性写作

将您过去的经历撰写成文，这将有助于您更加深入地理解它们，并将其内化为个人独到的见解，有利于自我终身学习。当我们谈论或撰写既往经历时，对经历的反思会通过不同方式呈现。言语表达犹如思维探针，在组织语言的过程中梳理观点；文字记录则具有独特力量，能将抽象思考外化为具象存在。反复品读自己的文字，可以将思想行为具象化，而阅读时的情绪状态又会使我们对既往经历产生不同看法，这会是一件非常有趣的事情。尽管反思时我们会聚焦于困境体验，但正是通过写作与重读这些记录，我们才能抽离情感旋涡，以更理性的视角复盘过往。许多人会因顾虑文字呈现效果或“隐形读者”的评判而抗拒反思记录。因此，当开始进行反思性写作时，不要过多在意可能的阅读对象，这样才能保证反思性评价和所写内容真实可靠。博尔顿（Bolton，2014）认为，我们应像爱丽丝梦游仙境般，在游戏中拥抱不确定性与新体验。换言之，需突破固化的内在边界，踏入探索之境（Bolton，2014）。这正对应护理“6C”原则中的“勇气”（courage）要素：

- 敢于拓展思维的广度与深度；
- 执着追寻思想的内在逻辑；
- 无畏直面可能的自我发现。

开启进行反思性写作时，请接受“非正式且允许不断修改”的创作状态，及时捕捉自己的深层思绪。

场景 9.1　乔和罗斯的冲突

实习护士的反思案例（乔）

我是一名精神健康专业的实习护士，我和我的实习带教罗斯相处得很不愉快。有一次，我因身体不适需要请假，于是打电话到病房给罗斯留了言。但当我返岗时，罗斯当众指责我缺勤未报备，违反了职业道德规范，并称此行为似乎已成为一种习惯，威胁将上报学校。尽管我反复解释已履行告知义务，罗斯仍坚持上报决定，这令我深感被欺凌的委屈。焦虑情绪严重影响了我的学习状态，我不得不向助教伊莱恩（Elaine）求助。经她协调，开展了一次三方会谈。在这次会谈中，我们澄清了彼此的误会，伊莱恩也向罗斯再次解释了我已向科室报备。我也诉说了这件事给我造成的困扰，以及我们需要制订一个解决问题和改善现状的方案。

会谈结束后，我感觉我好受多了，因为伊莱恩相信我的确进行了电话留言，而我与罗斯的误会可能是由于我的留言没有得到及时转达。我不确定罗斯是否会采纳我们的沟通建议，后来的工作中，在他身边我仍然感到紧张，以至于我执着于把每件工作做得完美。因此，我不愿意尝试新事物，也不愿意拓展工作范围。我把我和罗斯的关系描述为“谨慎合作”关系，这不是一种良好的学习关系，但他似乎没有意识到这点。我认为，实习带教老师需要敏锐地察觉自己与带教学生之间的关系。

如果角色互换，我会先关切学生身心状态，再私下了解事件全貌。这种支持性对话既能疏导情绪，又可建立互信关系。此次经历让我深刻体会到，当我未来成为注册护士后，我希望能够支持他人、培养他人并赋予他人力量。我也一直在反思，希望下次与罗斯会面时可以沟通这个问题。

实习带教老师的反思案例（罗斯）

我已经做了 6 个月的实习带教老师，目前辅导乔和另外两名学生。病房很忙，人手也十分紧缺，乔未到岗且未直接通知我，这使我很生气，我不清楚他是否意识到工作缺勤对患者安全与团队运作的影响。但当他今天回来上班时，就好像什么都没发生过，这让我更加恼火。我的第一反应是问他为什么没有告知我。我告诉他，他的行为是不符合职业道德的，我也会向学校报告这件事情。我看得出乔生气了，但我很忙，也很生气，我希望他在我们进一步讨论之前反思自己的行为。后来，我和乔以及大学助教伊莱恩进行了一次会谈，也得知了真相。乔确实通过新同事汤姆（Tom）给科室留了言，但信息可能在忙乱中未被转达。我们讨论后决定引入病房交接记录本以杜绝类似情况再次发生。

反思这次事件，我也意识到需要在工作繁忙时立即处理突发事件，以防遗忘，此外，我也为自己没有给予乔足够的耐心以及自己未核实事实便仓促问责感到愧疚。在我们下次会面时，我想与乔谈一谈，了解其学习需求，我也会让乔和其他学生对我的带教方式进行反馈。我发现我在沟通和领导力方面还有很多需要学习的地方，我也将与带教督导进一步沟通，以提升自己。

活动 9.2 反思

阅读上述两个反思性写作的例子后，回答以下问题：

- 乔反思的重点是什么？
- 罗斯反思的重点是什么？
- 乔和罗斯是否计划采取进一步行动？
- 如果您是乔或罗斯，您将采取何种方式增加反思的深度？

参考提纲见本章末。

开展反思性写作的原因多样，但其核心价值在于通过主动掌控专业发展进程，提升临床实践能力，并重构对复杂情景的积极认知。然而，该过程可能引发情感耗竭，既源于深层的自我剖析，在特定情景下还可能涉及对群体关系的反思。进行反思性写作的原因，包括：

- 记录个人和职业经历及发展；
- 帮助自己解析高情感负荷事件；
- 结构化反思实践（如引导反思）；
- 明确职业发展路径并制订推进计划；
- 提供能力提升的证据；
- 完成学术 / 临床任务要求；

•深化对专业实践的认知；

•满足个人成长兴趣。

阅读场景 9.2，分析其中蕴含的反思性写作原因。

场景 9.2　法赫德（Faheed）对群体文化差异的体验

法赫德是一名残疾护理专业一年级学生，他的同学来自不同文化背景和专业。在跨专业合作课程中，老师要求他们以小组为单位，撰写反思职业价值观的文章，然后向全班展示并进行点评。

法赫德在休息时发现了群体动力不足，一些同学抱怨这项任务，也并没有看到与其他专业学生一起学习的益处。法赫德强调了专业间相互理解和为患者利益而合作的重要性。随后，他分享了他的家人在多学科专业人员共同努力和帮助下，从危重疾病中康复的个人经历。小组成员也意识到本次学习活动的重要性，并以更积极的态度参与任务。

活动 9.3　反思

• 法赫德能从本次事件中学到什么？

• 法赫德会如何撰写关于不同专业合作的反思？

参考提纲见本章末。

群体动力对个人发展具有双刃剑效应，既能催化成长，亦可形成阻滞。埃尔曼（Ehrmann，2005）的研究显示，临床实践中出现的破坏性行为与攻击性倾向，往往源于权力博弈与过度竞争意识。这种自我调控失效的状态可能危及患者安全并破坏团队协作效能。团队关系会受到成员人格特质、心理健康状态及文化背景差异的影响。徐和戴维德希扎（Xu and Davidhizar，2005）认为，沟通模式中的文化差异可能会导致误解，甚至是团队关系的破裂。西方和欧洲文化遵循个人主义模式，而东方和非洲文化则倾向于群体模式。群体动力会让学生害怕被歧视而不愿意分享自我的真实想法和需求（Dalton，2005）。当面对课堂上占主导地位的群体时，个体观点易被忽视，这时若得不到积极反馈，更可能选择保持沉默。

许多研究者（Freshwater，2000；Farrell，2001；Hutchinson et al.，2006）讨论了职场欺凌和同行暴力现象。虽然教育导向强调正向经验，但乔和罗斯、法赫德的案例确实折射出职场欺凌与受害特征。因此，建议在职业发展中关注群体行为的潜在影响，这将成为反思性写作的重要素材。

活动 9.4　反思

请阅读弗雷什沃特（Freshwater，2000），法瑞尔（Farrell，2001）和哈钦森等人（Hutchinson et al.，2006）的文章，结合阅读内容，重新思考您对活动 9.2 和活动 9.3 中的观点，并尝试回答以下问题：

• 阅读文章后，您对场景 9.2 与场景 9.3 是否产生新的想法？

• 您的观点是否因阅读这三篇文章而改变？如果是，具体说明哪些想法发生了变化；如果现在让您重新点评这些案例，您会给出哪些不同的建议？

• 文章中提到的现象（如职场矛盾、沟通问题）是否让您联想到自己上学或实习时的经历？如果有类似经历，当时您是怎么处理的？在阅读文章后，您是否会以不同的方式解决问题？

此项练习活动基于您需要阅读的文章。文章完整信息见本章末尾参考文献。本活动没有提供参考提纲，重点在于记录您的个人反思。

在医疗工作环境中，有效沟通的开展需要我们主动适应多元文化背景的同事。这里所指的“文化”不仅包含种族、语言、宗教等显性维度，更涵盖职业特性、性别认同、年龄差异、性取向、地域特征等深层文化要素，这些因素都会深刻影响个体的思维与行为模式。作为专业人员，我们有责任弥合文化差异，并将差异转化为学习契机。培养对文化多样性（差异性、共通性、包容性）的探索意识与反思能力，是建立专业人际关系的核心。真正的文化包容始于自我接纳，唯有先理解并尊重自身特质，方能真诚接纳他人差异。这种认知可通过持续反思事件背后的动因，探索可行的解决方案来实现。反思性写作在此过程中发挥双重作用，既能促进创新方案的实施落地，又能增强专业自主权。然而，由于我们的反思内容常涉及他人信息，必须严格遵循匿名化处理与保密原则。相关内容将在下一节展开讨论。

三、反思性写作中的保密原则

保密是专业实践中的核心伦理准则，涉及书面记录与讨论内容的处理（《NMC 守则》（2018b）），虽然患者隐私权得到了优先保障，但医疗机构保密性往往容易被忽视。卡迪科特委员会建议，与个人相关的所有信息都应被视为具有识别个人身份的能力，并受到严格保护以确保机密性（Department of Health，1997）。保密包含双重维度，一是医疗机构保密，即维护医疗机构运营数据安全，这可通过使用化名替代真实姓名以及删除可识别性信息实现；二是患者保密，在使用他人信息（如患者病历资料）时，需获取信息主体的书面知情同意。

部分学者对将他人信息作为学习资源的道德性提出质疑（Hargreaves，1997；Dawber，2012；McCarthy et al.，2016；Hargreaves，1997；Dawber，2012；McCarthy et al.，2016）。特别是在反思性写作中涉及就诊患者及他人信息时，很容易存在不当的职业行为并经历道德困境。解决方法之一是隐去所有可能识别出个人身份的标识符，聚焦于分析写作内容的核心问题。在第 4 章中，约翰（John，2013）的框架提供了一种替代方案，即通过对哲学背景、理论和问题陈述，以及提问来解析现实认知、角色定位与自我意识，从而避免使用描述性信息。哲学背景涉及问题假设中可能存在的价值观和信念，而理论则是我们思考问题的框架。二者共同影响问题的呈现方式及对问题现实的解读。反思性地质疑自身角色并培养与问题相关的自我意识是必要的，这可能是一种值得尝试的模式。

活动 9.5　反思

对第 4 章中约翰（John，2013）结构化反思模型进行回顾，使用其中关于哲学、理论、问题陈述、对现实的解释、角色和自我意识等的问题，写一篇反思性记录，描述您在活动 9.4 中发现的与实践相关的事件。

这项练习活动与个人实践有关，所以本章末没有提供参考提纲。

请注意，在使用学生和服务对象资料时，我们需在伦理上考虑周全并保持敏感，以评估和分析的方式聚焦问题，同时审视自身责任的边界。这不仅适用于对临床经验的反思，也适用于课堂讨论、小组工作或任何其他合作性活动。当我们进行反思性写作时，无须过多考虑他人态度以及写作是否会被他人看到，因为他们并未在您的反思过程中参与讨论。最好是关注问题本身，聚焦问题是如何产生影响及如何解决的。这有利于保护他人隐私，维护职业道德（Brockbank and McGill，2007）。

请阅读场景 9.3，并回答活动 9.6 中的问题，以帮助您思考如何解决问题。

场景 9.3　米娅（Mia）对合作性学习的反思

米娅是一名有国外学习经历的注册护士，目前在肾脏科工作。科室有两名三年级的实习护士，乔希（Josh）和雷（Ray）。米娅此前参加了一门学术发展课程，内容涵盖如何检索信息及完成学术任务，为其后续注册实践督导 / 实践评估师项目做准备。她已完成阶段性反思作业，并总结了自己在项目中的学习进展，但导师反馈指出其未通过的原因是未充分遵守保密原则且反思深度不足。米娅感到很困惑，也担心在导师面前丢脸，她认为自己很难掌握反思的原则（她的基础护理教育以考试为主，此前鲜少接触反思训练）。在阶段性作业中，她对学习过程、想做的事、工作单元类型、工作的医疗信托机构以及学习地点进行了描述，但她并未透露患者姓名。

为厘清问题所在，米娅请教乔希如何进行反思性写作，从而帮助她改进工作。乔希让米娅回想一下她初进医院时的感受并与现状进行对比。当米娅从不同的时间维度描述感受时，乔希不断提问并记录她的回答，最后请她复述对话记录。米娅感到很惊讶，因为乔希用几句话便总结了她的经历，同时，这些问题促使她以全新视角审视自身。她决定当天晚上写下这个过程，并在第二天请乔希给出反馈意见。

米娅重写了这段对话，补充了她对自身认知改变的思考，以及人际关系的建立如何促进工作顺畅。她没有在对话中提到乔希的名字，而是聚焦"如何通过与学生协作学习和工作来深化专业知识"这一议题，同时还提出了能够促进她提升自己的方法。

在阅读了米娅的反思记录后，乔希做了一些补充，并为米娅推荐了一本有助于她进行反思的书。通过这次经历，米娅感受到了鼓励和认可。

活动 9.6　反思

- 在场景 9.3 中，米娅在她的形成性写作中是如何违反保密原则的？
- 如果乔希在他的写作中以相似方式违反了保密原则，会对他和米娅产生什么后果？

参考提纲见本章末。

执业护士和学生之间的协作学习是一个有价值的过程，尤其在探讨伦理与保密性问题时。这种互动能帮助学生理解责任范围的边界，以及为何实践督导可能对同一情景持有不同判断。完全省略描述性内容可能导致情景背景缺失，因此在获得患者或同事同意的前提下，对真实情景进行描述或许是更可靠且符合伦理的选择。在反思记录中，必须声明已获患者或同事的知情同意；而获取机构层面的知情同意较罕见且困难，这也意味着必须删除所有涉及医疗机构或教育机构的可识别标识。此外，即使已获患者或同事同意，仍需对涉及个体进行匿名化处理。

个人反思性写作也是这一过程中的重要环节。

四、个人反思性写作

护理工作中的反思具备双重功能：促进专业学习和支持个人成长。承认自己的不足需要自信和勇气，而觉察这些缺陷则需深刻的自我洞察力。根据博尔顿（Bolton，2014）、马洪和欧尼尔（Mahon and O’Neill，2020），“透过镜子”（这与本章“反思性写作”一节中使用“爱丽丝梦游仙境”的类比有关）写作，即个人“对镜反思”，可以通过以下方式促进更深层次的学习：

- 拓展多维视角；
- 提供私密且安全的表达场域；
- 释放内在力量以增强行动责任感；
- 运用叙事实现精准观察、隐喻表达与批判分析。

从“透过镜子”的角度来看，写作总是处于发展变化中，可能会产生意想不到的想法。例如，当思考护理对您的意义时，您可能会回忆最近一次生病经历，感觉多么痛苦和不适。您可能会感觉到褶皱的床单以及由此带来的所有不适，湿冷的环境以及无人陪伴的孤独。这种具象化的回忆可能促使您重构对护理本质的理解，从更个人化的维度重新诠释其内涵。

回到活动 9.1 所介绍的艺术表达形式，诗歌等媒介可增加表达的流畅性，并通过写作提供一种处理情绪的宣泄方式。有的人发现，从杂志上剪下的图片拼贴可有效具象化抽象理念，当思想以视觉形式呈现后，聚焦核心问题的书面阐述便更具针对性。也有人会通过摄影、绘画、舞蹈和运动的方式来表达他们的想法和情感，通过这种具身认知将抽象概念转化为可触知的创作素材，为后续文字记录奠定基础（McCarthy et al.，2016）。以这种方式进行创作可能往往充满启发性与赋能效应，可以帮助您建立多元化的思维框架来整合个人经验，从而在反思过程中实现情绪调控，并充分聚焦反思的核心议题。

理查森（Richardson，1997），科尔曼和维利斯（Coleman and Willis，2015）倡导反思者探索新型表达形式。自我能力的提升需要个体认识到我们所拥有的不仅只有专业性身份（参考第 3 章中的自传），只有充分了解自己，才能更好地理解自我的成长过程（Chan and Schwind，2006）。诗歌作为自我表达的载体，无须拘泥于形式规则，却能揭示我们最独特的本质。相反，本章前面博尔顿（Bolton，2014）所述的语言游戏般的创作自由，恰是“透过镜子”的核心，超越表象，从而抵达本质。诗歌可能不是您擅长和必要的表达形式，但如果您愿意尝试，可能有意外惊喜。记住，这些文字仅供自我对话，无须过多考虑别人的眼光。下面是一个通过诗歌开展反思的例子。

当您看着我的时候您看到了什么？
一个有爱心的护士或一个孤独的人；
当您看着我的时候您看到了什么？
一个有能力的帮助者或失去家园的人；
当您看着我的时候您看到了什么？

一个逃课的人或试图打电话的人；
当您看着我的时候您看到了什么？
看到人，看到问题，还是看到我。

（匿名）

这可能是前文案例中实习护士乔在书写反思日志时，用以表达职业困惑的诗词。活动 9.7 将引导您通过创新表达形式实现专业反思。

活动 9.7　反思

反思您认为对您个人发展非常重要的事情，运用本章所提到的一个（或多个）创造性表达方式写一篇反思性记录。反复阅读所写的内容，思考这种表达方式可能会带来何种反应和见解。

由于此练习活动是基于您的个人经历，因此在本章末仅提供了本活动的参考提纲框架。

个人写作可能永远不会被其他人看到，因为它是一种日记的形式，记录着您对所思所为产生的最深刻的感悟与思索。这与接下来要介绍的反思日志有所不同。

五、反思日志

虽然进行反思性写作既可以帮助您宣泄情绪，又能促进自我深度思考（Driscoll，2007）。但护理人员仍需持续审视以下命题：在医疗技术革新与职业生涯发展的双重进程中，专业角色将如何实现同步发展。通过反思日志以条目形式记录，可有效追踪学习轨迹与实践经验，特别是职前准备阶段的关键临床事件。此外，持续写作有利于从整体的角度思考教学评估、临床反馈与实践操作。作为护理教育体系的核心培养方法，此类反思实践不仅是专业终身学习的基石，更是注册护士构建职业发展档案、完成执业资格再认证的重要支撑（NMC，2019）。

反思日志条目示例

自我评估

我接手了一门对我来说是全新的课程，第一节课进行得很顺利。然而，到了第三节课，学生们对我给他们的学习评价和建议感到困惑。我与课程单元的负责人核实课程学习任务，但他们给出的解释和课程学习任务书面指南一样含糊不清。一些学生直接给课程单元的负责人发了邮件，并将邮件回复抄送给了我，这才使我有了一些清晰的认识。在后续课程中，我通过提供具体案例引导学生明确写作方向。最终，学生对我教授章节的教学评价仍然较差，这令我感到很失望。

从经验反思中归纳要点

• 当我接受教学任务时，缺乏主动性，未充分理解学习目标及其与评估体系的对应关系。

• 当我征求指导意见时，我没有把我的理解清楚地转达给课程单元负责人。我应该要求进一步澄清。

• 一开始我没有告诉学生这是我第一次教这门课程。我应该这样做，因为事后看来，我们本可以更好地合作，还可以与课程单元负责人一起进行当面指导。此外，也可邀请课程组经验丰富的老师进行指导。

学习要点

• 我需要准备好向同事和学生寻求帮助，共同努力。

• 我需要以开放的态度去寻找有助于学习的其他策略。

• 我需要向自己和他人承认，我不理解所提供的信息。

这种学习将如何应用于未来？

• 我将保证我能够理解课程内容，并评估教学目标与学习结果之间的关系。

• 我将正视在寻求帮助与解释过程中的心理阻抗。

• 如果我是第一次教授课程，我会告诉学生，并与他们合作学习。

如前所述，注册护士需保留和维护学习历程的证据档案以供 NMC 核验，反思日志是有效记录学习内容与习得方式的基础工具。如何与不同的人进行交流也很重要，因为这是护理工作中的重要内容。群体动力学常为学习进程的关键要素，需在早期阶段予以重视（Jacques，2000）。活动 9.8 将帮助您记录这些经历。

活动 9.8　反思

回想最近的一段经历（可以是大学经历，也可以是实习经历）。现在，选择一个第 4 章中讨论的反思来书写以下内容：

- 描述经历。
- 哪些重要因素促成了这次经历？有哪些显著特征？

当您写了一周左右的日记时，重新进行审视并考虑以下问题：

- 这些日记的主题是什么？
- 您认为这有什么意义？使用了什么证据？

由于此练习活动是基于您的个人经历，因此在本章末仅提供了此活动的参考提纲框架。

如果事情没有按照计划进行，或者我们对自己的错误或疏忽感到尴尬，我们可能会想将问题归咎于他人，这是人类的天性。此类对他人的责难被称为“他者化”行为，这种行为可以弱化自己在事件中的责任。作为一名专业人员，在这种情况发生时要能够及时识别。如果发现自己开始出现“他者化”，可以选择开展反思，从而有意识地避免这种情况的出现（Freshwater，2000）。反思和交流都是重要的处理方法，但如果我们缺乏自信，这些方法实施起来则具有挑战性。此时，利用反思日记写下您的处理方法是采取积极行动的良好开端，而不是放任不管，最终导致人际关系受到影响。正如本节开始时所讨论的，反思日志是一个有用的工具，可通过回顾困难事件和新出现的问题，帮助评估您的优势、劣势、兴趣和发展领域。这些日志条目可为您的个人发展规划提供信息，具体讨论见下一节内容。

六、个人发展规划

斯坎伦和切尔诺马斯（Scanlan and Chernomas，1997）提出，反思之所以让人感到脆弱，是因为这一过程不仅需要我们把个人的思维和实践公之于众，去接受批评，还需要我们对自我概念进行重新调整。这也得到了帕迪库拉（Padykula，2017）和鲁亚克等人（Ruyak et al.，2017）的认同，他们认为，反思和自我认知的过程需要勇气、奉献、认知洞察力和情绪弹性。个人发展规划包括对个人优势和需要改进问题的反思，以及对过去和未来之间相互作用的分析，基于这些信息形成实施策略，并将其转化为行动。我们需要重新审视自己，提醒自己反思是一种学习策略，可以促进个人及专业发展。因此，这些过程要求我们有勇气和决心去尝试新事物，既要接受犯错的可能性，也要认识到这一过程中学习的收获。这意味着，在反思性写作时，需要利用过去的学习经验来解释现在的实践和知识，并进行个人发展规划、预测发展结果，甚至制订未来的进一步学习计划。制订学习计划需考虑是基于学习结果，还是学习过程。

以学习结果为中心的计划可能受到时间限制，虽能快速产出成果，却可能阻碍持续的学习过程，这可能引发对实习带教老师和学习者双方是否尽责的质疑。因此，定期反馈成为评估进度的重要环节，可提供用于反思的信息，进而指导后续行动与学习规划。重要的是，明确您想达成的目标，并评估自身投入意愿，这样才能确保活动执行的稳定性与公平性。表 9.1 列出了制订个人发展计划时可参考的核心要素。

如表 9.1 所示，首先，您需要明确您想从某个情景中达到的学习目标和期望。其次，当您进入实践，或被要求完成独立学习时，您能够明确告知他人您对支持的期望。这样做有三重好处：（1）您对期望有清晰的认识；（2）这对您的实践或学术导师是有益的，因为他们能精准把握您的理解程度；（3）最重要的是，通过主动沟通，真正掌控学习主导权。活动 9.9 将引导您深度思考这些问题。

表 9.1　规划个人发展的要点

我的学习和发展需求是什么?	我想从这种发展中获得什么?	我需要什么样的支持，来自谁?	评估 / 审查
实习带教老师：我需要了解如何建立积极的学习关系 学习目标： 在指导学生实习工作的第 10 周，我能够： • 了解影响学生进行实践学习的因素 • 提供积极的支持，帮助学生适应新的学习环境 • 建立工作关系支持学习，以帮助学生完成执业护士注册	1. 通过创造积极的学习环境来支持学生	1. 邀请一名经验丰富的实践导师，他将在创造积极的学习环境方面为我提供支持和建议	1. 评估学生是否适应临床环境，是否感到舒适和安全
	2. 培养对影响学生学习的因素的认识和理解	2. 邀请一名经验丰富的实践导师（如实践评估员），在评估学习过程中为我提供支持和建议	2. 每三周检查一次学生的学习进度，并确定他们是否有足够的机会达到学习目标
	3. 制订行动计划，帮助学生适应新的实习环境	3. 探讨学生在之前的实习工作中已经获得了哪些技能，以及在本次实习中需要获得哪些技能	3. 请学生对我的实习指导工作提出反馈意见
	4. 确保有效支持学生发展跨专业协同能力	4. 探讨学生如何学习，以及他们对我的实习指导有什么期望	4. 学生实习评价
学生：我需要学习更多关于药物管理的知识 学习目标： 在我实习的第 10 周，我能够从以下六个方面解释和管理药物： • 药理作用 • 治疗效果 / 适应证 • 用药途径 • 使用剂量 • 不良反应（针对具体患者） • 用药（针对具体患者） • 用药剂量计算（针对具体患者） • 药物的正确管理、给药和储存安全给药（针对具体患者，详细说明用药途径）	1. 对不同的药物类别有更深入的了解和掌握	1. 我的实习带教老师给我实践操作机会	1. 在第二次和第三次会议上，与我的实习带教老师审查学习进度
	2. 了解并认识到我所管理的药物的风险和副作用	2. 能够获得药典书籍	2. 与实习带教老师一起评估我是否达到了实习开始时设定的学习目标
		3. 能够针对具体患者，和我的实习带教老师讨论临床药物	3. 设定下一阶段实习的学习目标，使我能够发展专业技能和知识

活动 9.9　评判性思维

想一想下一阶段的实习工作或下一年的临床护理工作，如果您是一名有经验的护理人员，需要进行新一轮的工作评价。现在请思考以下问题：

- 您的优点是什么？
- 您的缺点是什么？
- 您如何知道这些的（是否有让您感到不确定的方面）？
- 您计划怎么做？
- 经过反思，您需要采取哪些措施（这会给您带来哪些机会）？

现在写一份反思记录，将优势、劣势、机会和威胁（SWOT）进行整体分析，以作为制订发展计划的证据。

由于此练习活动是基于您的个人经历，因此在本章末仅提供了此活动的参考提纲框架。

个人发展规划是一种在学习中发挥主观能动性并掌控学习的方式，需与学习需求相联系，这一原则应贯穿职业生涯。个人学习计划是年终评价的基础，对于注册医疗保健专业人员，是专业认证和每三年一次的审查内容。

无论是作为一个注册前的学习者，还是资深的护理人员，个人发展的证据都需要在书写护士资格再认证文件时提供。这就引出了我们在工作中进行反思性写作的议题。

七、工作中的反思性写作

当讨论反思性写作时，可以参考哈格里夫斯（Hargreaves，2004）提出的一个有趣的观点。她提出，我们通常会形成三种类型的反思叙述：

- 告别型：描述从危机中扭转局势并最终获胜的经历；

•谴责型：聚焦未能解决的问题，以挫败感或负疚感为情感基调；

•救赎型：记录错误应对后的自我修正过程，凸显实践改进轨迹。

这三种叙述类型可能会无意识地产生，当我们在工作中进行反思性写作时，需警惕自身是否存在某种叙事偏好，这种倾向可能影响反思的客观性与批判深度。

护理的专业知识深植于临床实践，护理实践者作为“内部知情人”能够真正理解护理本质。当在学术工作中进行反思性叙述时，我们常因规避风险而选择性省略高危或敏感事件，或为迎合课程要求将其简化为去冲突化版本，错失深度解析实践经验的良机。例如，我们因担忧负面评价，可能回避错误或负面实习体验。但需要注意，若反思报告涉及违反安全规范的操作，教师将面临双重责任冲突，既要遵守保密原则关怀学生成长，也有职业责任将风险问题上报警示。通常，院校间存在明确的问题上报与处理流程，所有参与方都清楚处理步骤与结果，可在保护学生隐私与保障患者安全间取得平衡。然而，这种院校协作机制的有效运行依赖于学校与医院间建立信息透明通道，且全体参与者践行患者安全至上的核心价值观。护理人员熟悉医疗工作的周期性特征（即发现问题—改进—再评估），结合其临床情境决策能力与教学指导，能将“隐性经验”转化为系统知识，从而强化职业价值观的维护责任。护理领域的学术表达虽需整合循证依据、专业规范与理论框架，看似复杂，但实践智慧与学术洞察的融合，恰恰彰显护理专业的独特价值。

如前所述，反思是学习和教学的宝贵工具，但必须满足目标导向性并与课程内容充分融合，才能达成关联性强且可信度高的学习成果。因此，在工作中进行反思性写作的重点在于反思内容的广度和深度。即我们书写的反思是否展现敏锐洞察力、临床意义及具有说服力的结论，或者其内容是否浅显和缺乏相关性。提升反思性写作的关键在于突破事件复述与情景白描，转向事件更深层的思考与剖析，这要求写作者展现细腻的思辨与原创性表达。实现路径包括：

•识别情景中活跃的护理学理论框架；

•剖析临床情景的独特矛盾点；

•基于经验与反思提出个人观点（需辅以案例佐证）；

•始终聚焦具体实践问题，避免泛化空谈。

下面是一个简短的例子，以展示如何将上述原则应用于护理反思写作。

八、工作中反思性写作的案例

学习慢性病患者课程后，我开始反思自己接触复杂慢性病患者的思维方式。我发现自己常过度聚焦于标准化护理流程，却忽视了患者的个体化体验与疾病自我管理经验。工作中容易陷入技术性解决问题的惯性，而没有让患者参与决策，这也是因为担心暴露自己在某些领域的知识盲区，影响专业形象。我试着将我所学到的理论整合到实践中，但我发现，这种理论优先的思维方式，反而让我疏远了护理中应有的人文直觉。我担心这样的护理是否会沦为机械操作，而非对患者真实需求的人性化回应。我深刻意识到，必须向患者透明化决策过程，让他们参与护理过程，提出他们的见解和经验，使其成为照护方案的共建者。我将重新回顾以患者为中心的护理、医患共同决策相关文献，并有意识地让患者参与我的评估和决策过程。我会和我的实践导师讨论我的行动计划，请求其观察我的医患互动并给予针对性反馈。

正如第 8 章所讨论的那样，引导反思能深化学习效果。同时，需及时记录反思成果，形成可追溯的知识资产。我们正在思考这是否是反思性写作的另一种形式。

九、记录引导反思

引导反思有助于解决前文中围绕学生心理脆弱性发现的一些伦理问题，其核心在于促进学生和临床实践 / 学术导师间的合作，这需要为待解决问题设定明确预期成果，并在反思全程提供结构化支持。尽管可以通过仔细询问和倾听自己以及反思引导者的提问和积极的倾听，促进对过去的重建，但此过程仍然具有困难。使用模板（基于第 1 章提供的模板）来记录引导反思很有帮助。

十、记录引导式反思的形式

- 基于实践经验；
- 从对经验的反思中确定的要点；
- 通过引导探索经验中确定的要点；
- 核心学习收获；
- 这种学习将如何应用于实践？
- 如何实现专业发展？

小结

在日常工作和生活现实中，反思常被忽视。通过反思性写作可以帮助我们反思护理实践，从而不断地对护理工作进行改进和审查，有利于我们全面关注患者的身心健康。反思是一门需要洞察力和自我意识的艺术，它将比一个课程耗费的时间更长，因为它是专业终身学习的内容。写作是开始这个过程的一种方式。本章提供了多种活动以帮助练习反思写作并拓展反思技巧，从而帮助您进一步思考反思。

参考提纲

活动 9.1　反思

反思莫莉·凯斯（Molly Case）的诗 *Nursing the Nation*，您可能会有不同的反应。例如：

•情感：这首诗的内容可能与您自己的经历产生了强烈的共鸣，或者，您被诗中的语言力量和语调打动。

•悲伤：这首诗的内容可能唤起了您对极端条件下工作的回忆，以及您作为护士的工作与公众和政治态度之间的矛盾。

•恼怒：也许您觉得这首诗的表达方式过于矫情和傲慢。

这个练习的要点是反思您对这首诗的反应，并尝试分析是什么引发了您的反应，以及您为什么会有这样的反应。这说明了您是怎样的人？您是否认识到您对患者、照护者、护士和其他医护人员的反应？您的反应对您的护理工作和/或同事间关系有正面/负面影响吗？

活动 9.2　反思

乔将关注点集中于情绪以及情绪对他学习的影响。他考虑过罗斯会有哪些不同的做法，以及如果他是实习带教老师，他会如何应对。

罗斯考虑了他和乔的感受，他也思考了他的行为是如何造成目前的局面的，以及他能做些什么来改变现状。

乔和罗斯都想到了在病房设置交班记录本，但是他们都没有反思如何解决情感方面的问题。进一步分析可以增加反思深度，包括他人的行为和事件的影响将如何影响自己未来的行为。

关于乔和罗斯如何进一步进行反思，可以包括：

乔可以探究为什么他觉得自己在这次事件中受到了欺负和伤害。这种受害者心态从何而来（他的个人经历）？如果再次发生这种行为会涉及什么风险？这是否会（除罗斯之外的因素）限制他在病房的发展？他是否理解缺乏沟通的职业危害性，以及这种非专业表现对护理团队运作及患者照护体系可能造成何种影响？乔可设立哪些具体学习目标来突破情感困境？如何运用反馈机制应对当前局面？

与罗斯会谈的核心诉求应如何制定？

罗斯可以反思以下几个问题，比如，他应对压力的策略，以及他如何设定自己的角色界限？为什么他在经验不足的情况下，还要承担三名学生的带教任务以及团队领导的责任？剖析完美主义倾向与急躁情绪对师生关系的深层影响。作为实习带教老师与团队榜样，应如何构建更具情感智慧的沟通策略？关于情商和权力的问题可能会为他在这方面的反思提供借鉴信息。

活动 9.3　反思

法赫德可能感觉到了团队内部的紧张气氛，以及谁是团队领导者。他可能认识到主动寻求与关键人员探讨团队动力机制，可以优化团队协作效果。这也表明他具有领导潜力。

法赫德可能通过激发团队活力的互动实践，深化对自身沟通技巧与决断力的理解。这也会增加他的专业自信。

法赫德可能已经发现如何将不同专业之间合作的障碍最小化，他的反思可能是这样写的：

我叔叔在一次事故中受伤了，他在重症监护室接受机械通气四天后被转到普通病房。三周后，他出院了，但在接下来的两周里，他需要在家接受治疗。在叔叔康复过程中参与的专业人员包括医生、护士、物理治疗师、作业治疗师和社区护士。我看到在重症监护室里，不同专业人员紧密合作，每个人都在展示他的专长。专业人员会在各自的专业范围内工作，也会相互尊重和沟通，而在普通病房里，各学科专业人员往往独立开展工作，相互间的交流较少。对此，我进行了反思。

重症监护室侧重于疾病急性问题的解决，医护人员会更加尽力去了解患者整体情况，而在普通病房中，不同的患者可能处于不同的康复阶段，有不同的需求。因此，常采用以患者康复为目标导向的治疗护理方案，这也导致各专业人员间合作和互动的机会并不连贯，很难计算出每个专业对患者疾病治疗和康复的贡献。通过这次经历，我认识到物理治疗师可以帮助患者进行身体活动康复，并通过观察呼吸道分泌物预防肺部感染；作业治疗师可帮助患者提高出院后的自理能力；医生会根据护士的观察开出治疗处方，不同专业的人员之间存在角色重叠。因此，我认为跨专业协同的基础是专业人员能够认识到彼此的优势和专长，同时应减少对团队主导权的关注。

活动9.4　反思

这项活动需要参考的文章包括：

• Farrell，G.From Tall Poppies to Squashed Weeds[J]. Journal of Advanced Nursing，2001，35：26-33.

• Freshwater，D .Crosscurrents Against Cultural Narration in Nursing[J]. Journal of Advanced Nursing，32（2）：481-484.

• Hutchinson，M，Vickers，M，Jackson，D，Wilkes，L. Workplace Bullying in Nursing：Towards a More Critical Organisational Perspective[J]. Nursing Inquiry，2006，13（2）：118-126.

活动9.6　反思

米娅违反了医疗机构保密原则，她说出了她工作的医疗信托机构和她学习机构的名称，这意味着她的工作内容可能暴露她所描述事件的具体发生地点。有人将此称为“公交车测试”。如果她不慎将反思记录遗留在公共场所，其中是否有相关标识符能帮助阅读者确定反思事件发生的位置？对于米娅来说，相较于违反保密原则，这些后果会更严重（尽管需要取决于违反规定的严重程度）。她是一名注册护士，需要对自己的行为负责。作为一名学生，如果乔希采取了与米娅相同的行动，后果则相对较轻（尽管仍然取决于违规的严重程度）。这是因为，虽然乔希有保密责任，但他还未成为注册护士。因此，最好的选择是在反思记录中将标识符都删除。

活动9.7　反思

尽管您的反思内容和结构对您来说可能是独一无二的，但可能已经遵循了反思中的一些共同规则。您可能已经将反思的故事描绘成一系列的场景。如果选择舞蹈，您可能选择了特定的音乐；如果选择诗歌，您可能会考虑是否使用叠句或押韵来强调要点。这些设计都很重要。当创造性地写作时，需考虑以下要点：

• 选择一个安静、舒适、不受干扰的地方，在那里您可以放心地写作，不用担心会被打扰。

• 整理您的思想、想法和/或情绪，可以通过构建思维导图来帮助组织和表达您的想法（图 9.1）。

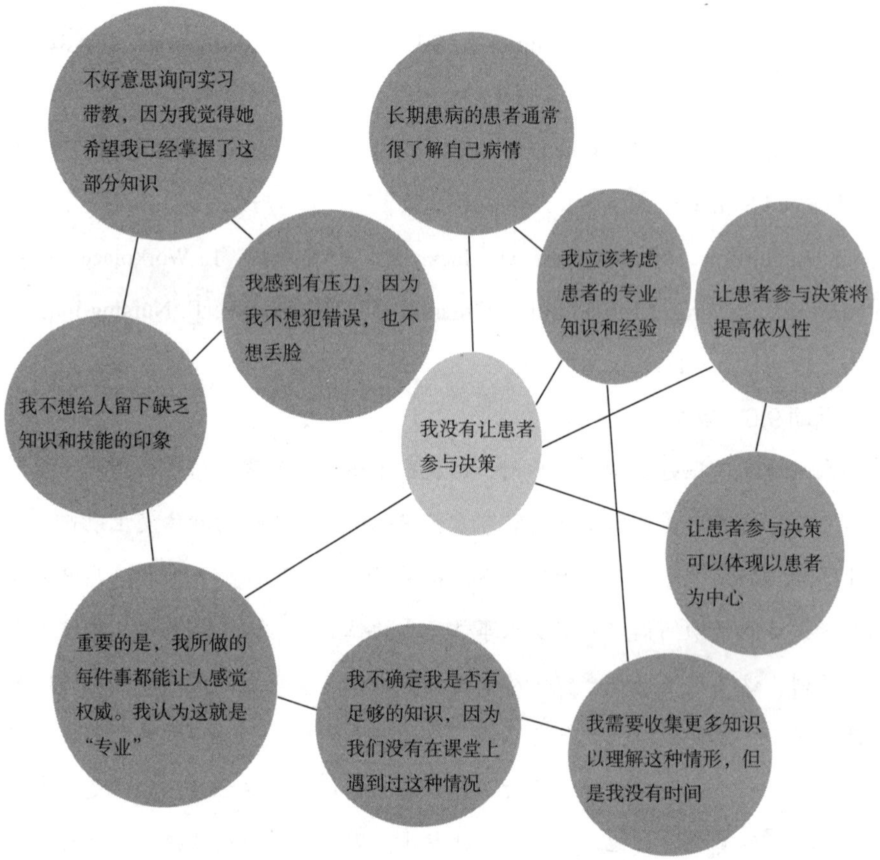

图 9.1　以思维导图的形式呈现个人思想和想法

• 慢慢地大声朗读作品，然后对额外的或不同的标点符号进行编辑，改变术语或语言，例如，可能将被动句改为主动句，确定它是否应该是现在时、过去时或将来时等。

• 让作品放置几天，然后以同样的方式重读一遍，决定哪些内容（如果有的话）需要修改，以确定何时完成终稿。

活动 9.8　反思

您确定的主题可能与沟通技巧、决策制定以及与患者、照护者、同伴、临床工作中的同事、就诊者或讲师的关系有关。

活动 9.9　批判性思维

您可能会发现自己在特定技能和其他想提高的技能方面的优势，而工作自信或果断方面可能是需要改进的地方——您可能是从之前的工作反馈和自己的反思中了解到这一点。或许，您需要更多的知识或实践技能。作为一名注册护士，这可能需要一个学习日或培训，您需要向上级管理者申请。这些见解应该可以为您的学习合同提供信息，您会发现，在规划个人发展后，您的反思可能会更积极，因为您已经发展了一些主观能动性，并掌握了自己的学习和发展（关于能动性的讨论，请参考第 3 章）。

拓展阅读

Bolton，G and Delderfield，R（2018）*Reflective Practice：Writing and Professional Development*，5th edn. Los Angeles，CA：SAGE.

关于反思性写作的深入指导，超出了本章的范围。

Mahon，P and O' Neill，M（2020）.Through the Looking Glass：The Rabbit Hole of Reflective Practice. *British Journal of Nursing*，29（13）：777-783.

这是关于反思的一个有趣的、批判性的讨论。

Price，B（2021）*Critical Thinking and Writing for Nursing Students*，5th edn. London：SAGE.

这本书提供了一个很好的解释和例子，说明如何运用批判性思维技能撰写反思性文章，从而映射到《未来护士：注册护士的能力标准》（2018a）。

第 10 章 利用新媒体进行反思

译者：彭倩，高燕

基于《未来护士：注册护士的能力标准》，本章将介绍以下宗旨和能力标准：

宗旨 1：成为一名负责任的专业人员

1.11 运用一系列技能和策略，与处于生命各个阶段、面临各种心理、生理、认知和行为健康挑战的人进行有效沟通。

1.17 持续进行自我反思，主动寻求并回应支持与反馈，不断提升自身的专业知识和技能。

章节目标

通过本章的学习，您将能够：

1. 了解适用于护理反思实践的媒介工具类型；

2. 评估使用媒介工具反思的优势，并规避潜在风险；

3. 为媒介叙事撰写反思脚本；

4. 明确如何帮助他人进行反思性学习。

一、引言

场景 10.1　索尼娅（Sonia）的反思经历

索尼娅在参加儿科护理规范化培训时，首要任务是为各阶段的学习经历创建电子学习档案。由于此前从未接触过电子档案系统，她对此感到十分焦虑。但在带教老师朱莉（Julie）的系统培训后，她不仅逐步掌握了电子学习档案的创建方法，还根据护理教学大纲要求，将档案模块规范划分为专业技能、职业发展规划、反思性实践日志及临床能力提升四大板块。

索尼娅在整理理论学习笔记时，尝试将反思性实践日志融入学习记录。她在日志中提及带教老师的全名，对其为团队提供的教学资源表达赞赏。朱莉在其电子学习档案的教学指导反馈中，提醒要注意隐私保护，避免提及具体人员的姓名，索尼娅对此开展了反思。她在修订后的反思性实践日志中不仅删除了带教老师姓名，更深入剖析该事件带来的职业启示。

索尼娅进入规范化培训临床实践阶段时，满怀职业期待地制订了系统开展反思性实践的计划，将其纳入专业能力提升路径。她坚持每周撰写结构化反思性实践日志，重点记录临床操作规范、护患沟通技巧及突发情况处置等核心能力培养过程。

在临床实践过程中，索尼娅严格遵循带教老师朱莉强调的患者隐私保护原则，对涉及患者身份、医疗机构名称及具体科室等敏感内容进行保密处理。在向学院提交电子学习档案前，索尼娅运用反思性实践模型，通过“临床经历的核心价值”这一命题开展反思，系统梳理实习期间的理论实践转化过程。作为临床导师，朱莉在电子教学平台对索尼娅的学习档案作出专业点评，进一步肯定了索尼娅的反思能力以及她从反馈中取得的进步和学习成果。

活动 10.1　反思

• 结合案例中获得的反思知识，梳理上述反思工具的特征及其促进反思的原理。

• 结合临床实际，阐述不同媒介工具在护理实践中的具体应用方式？

• 在现有工具基础上，提出更多可用于反思的创新工具建议？

此活动是基于您的经历，本章末会有一组问题帮助您完成这项活动。

随着医疗信息化技术发展，新型反思工具不断涌现，为创新性反思提供了更多可能。因此，熟悉现有媒介至关重要，既要充分利用现有资源开展教学互动，也要注重培养团队数字化反思能力。灵活运用电子化工具不仅有助于适应电子护理病历系统升级要求，更能提升护理程序实施质量。但如本章场景 10.1 所示，媒介也可能带来潜在风险，使用电子媒介（而非纸质文档）时，信息一旦发布便难以精准控制，可能会导致信息的意外泄露。避免因违反《NMC 守则》（2018b）而导致的执业过错。

本章将介绍临床反思常用工具，同时强调工具应用的双重性，并探讨专业合规的媒介应用策略。本章还将引导您设计反思脚本，并最终将其转化为数字叙事。

二、不同类型的媒介

媒介工具是指基于信息技术的数字化平台，可显著提升临床沟通协作效率。当前虚拟交互技术持续演进，以下列举虽未穷尽所有形式，但涵盖主要技术类型：

• 社交平台，如 Facebook、YouTube、Instagram 等；

• 即时通信工具，如 WhatsApp、Snapchat、微信（WeChat）、Twitter、Skype、Facebook Messenger、短信等；

• 电子邮件；

• 数字创作工具，如图像处理软件（Movavi Video Editor Plus）、音频编辑软件（Audacity）、视频博客平台（YouTube Vlog）等多媒体创作系统。

格林伍德（Greenwood，2011）对奥勒（Ohler，2008）的研究进行了颇具启发性的评述。奥勒在其研究中提出使用“新媒体”一词，因其能够适应持续演变的媒介形态并保持现实关联性。施泰因等（Stein et al.，2020）与李（Lee，2020）进一步深入探讨了虚拟技术的应用，着重分析了准社会交往与真实性带来的挑战。本章后续将结合反思实践对这些核心议题展开讨论。

如场景 10.1 所示，不同媒介为反思提供了多元化的实现路径。以电子档案袋为例：其通过提供预设模板结构化引导反思书写，并提供成果共享后的反馈收集功能。这些信息可以仅个人可见，也可以通过生成访问链接邀请指定人员查阅，反馈机制依托“评论按钮”实现。该系统对学生、临床带教老师和个人导师均具显著优势——三方受邀后即可实时追踪学习进展，并同步进行沟通与反馈。

根据《NMC 守则》（2018b）中关于知识更新的核心要求，护理人员的专业档案中必须包含反思性学习模块。NMC 明确规定，所有护理专业人员均需建立并维护专业档案，在护士注册及后续执业过程中，监管部门有权要求调阅该档案作为资质证明（NMC，2017）（本系列丛书中的《护理学生专业档案构建指南》（Reed，2015）亦提供了相关指导）。

专业社交平台可作为知识共享的有效工具，通过在线研讨、学习资源互通及专家博客 / 视频日志追踪等功能促进专业交流。但需特别注意的是，虚拟媒介——尤其是开放式社交平台（如 Facebook、Instagram、Twitter 等）的使用必须遵循严格的职业规范，相关风险防控策略将在本章后续部分详述。

创新性媒介工具可支持图像与音频素材的整合上传，用于制作视频或数字化叙事作品，从而为反思实践注入更多创造性维度。当前可免费下载的适用软件包括 Movavi Video Editor Plus、Audacity 和 YouTube 视频等。此类工具能将输入的图像、音效及旁白合成为多媒体文件。在此过程中，保密性原则需从全新视角加以重视——因图像可能暴露场所特征（如医疗机构布局）。需特别强调的是，该原则同样适用于大学教学场所、临床技能实训室、模拟病房等场景的影像资料处理。正如李（Lee，2020）所强调，真实性是虚拟实践中必须考量的核心要素。虚拟沟通的匿名性与虚拟现实的沉浸性，可能导致专业边界模糊化，使个体得以随意构建虚拟身份。施泰因等（Stein et al.，2020）对此进行了深度剖析，着重探讨准社会互动与准社会关系的潜在风险：当人们通过虚拟现实技术，将面对面沟通策略迁移至对虚拟形象及其观点的互动时，往往因全盘接受所谓“真相”而丧失现实交流中的细节追问能力。李（Lee，2020）提出的“警示”在此具象化——虚拟信息发布者的真实身份可能与其宣称不符，这将严重削弱批判性思维能力。同理，在进行反思性博客 / 视频日志创作时，匿名状态下构建虚拟现实的行为，要求从业者必须恪守双重准则：既要严格履行保密义务，又要始终秉持专业诚信，在个体身份与职业角色间保持真实统一。

替代性技术方案：也可选择使用 Windows 系统应用程序，将旁白型 PPT（支持音频解说功能）与无版权图像素材结合，生成视频文件。这种方法能激发多元思维模式，例如，选取具象化图像替代冗长的文字解释，实现隐喻性表达。需注意的是，观看者会基于自身生活阅历对影像意义进行个性化解读（更深入的理论阐释请参阅本书第 3 章）。叙事创作过程所要求的规范性、结构化、脚本设计、批判性分析与剪辑优化，恰恰与开展批判性反思所需的核心能力高度契合。建议重新研读活动 10.1，系统探索多媒介工具的整合应用策略。

完成本活动后，您会认识到：根据《NMC 守则》（2018b）要求，护理从业者的线上与线下行为标准具有同等效力，均须符合职业行为规范。请结合场景 10.2，并回答活动 10.2 中的问题。不同媒介形式能以未完全固化的方式实现个性化表达；媒介工具可促进交互式反馈获取，进而深化反思思维与实践经验。尽管互动性具有显著优势，但护理从业者需警惕以下潜在风险。

三、新兴媒介的双面效应

如前所述，媒介技术可以动态地记录反思过程。其应用形式既包含实时互动型（同步式），如社交网络；也涵盖非实时交互型（异步式），如讨论论坛、博客及视频日志等。这些工具的优势在于：突破地域限制，构建全球护理实践共同体；搭建国际交流平台，促进优质护理经验跨国流通（Falconer，2011）。例如，通过与国际同行对话，对比分析全球医疗体系差异，同步深化对本职角色的认知。新兴媒体提供的在线学习模式突破传统课堂限制，使更广泛人群获得专业发展机会，支持远程团队项目开展，拓展护理研究的协同可能性。

然而，其中同样存在风险。在英国皇家护理学院（RCN，2011）年度大会上，戴维·琼斯（David Jones）明确指出：网络信息具有不可逆传播特性。鉴于护理人员普遍使用社交媒体的现状，琼斯（Jones，2019）、NMC（2019）和加拿大注册护士协会（2019）发布专项指导文件，指出如果出现以下行为，则可能会面临注册风险：

- 通过网络渠道传播保密信息；
- 发布涉及医护人员或患者的不当言论；
- 利用社交平台对同事实施欺凌或恐吓；
- 与患者 / 服务对象发展私人关系；
- 制作或散布色情敏感材料；
- 实施任何违反法律法规的线上活动。

根据《NMC 守则》（2018b）要求，护理从业者的线上与线下行为标准具有同等效力，均须符合职业行为规范。请结合场景 10.2，并回答活动 10.2 中的问题。

场景 10.2　斯泰西（Stacey）的影像分享事件

斯泰西是一名新入职的学习障碍专科护士。在执业资格准备阶段，她通过 Facebook 与同龄人和校园生活保持联系。取得执业资格后，她立马更新了个人主页信息。斯泰西热衷旅行并擅长摄影，常通过 Facebook 与友人分享旅途见闻。近期，她将澳大利亚度假期间拍摄的原住民部落影像上传至该平台，并配发相关评论。当因涉嫌违反机构平等与多元政策遭到投诉而被护理管理者约谈时，斯泰西深感震惊。

需谨记：影像解读具有主观性特征，可能引发非预期后果。斯泰西的影像创作初衷与其他观者的诠释维度可能存在本质差异。当其公开标注职业身份时，观众对其影像发布动机的解读可能产生认知偏差。影像叙事作为媒介表达的创新载体，虽具备强大传播潜力，但正如斯泰西的案例所强调的那样，护理从业者还需要考虑相应的责任。

RCN 发布的网络行为法律指导意见着重强调：须严格遵守所在医疗机构的《信息技术使用规范》，并始终维护护理专业及所属机构的公众形象。对于注册护士，这意味着确保个人行为不损害专业地位。护生需同时遵守 NMC《职业行为指南》、教育机构的《信息技术规范》以及实习医疗联合体的信息安全制度。RCN（2009）建议：

- 严禁披露所属医疗机构信息；
- 绝对禁止以任何形式泄露患者身份信息（包括暗示性内容）：
- 禁止在公开平台发泄对工作的不满；
- 严禁发布贬损雇主、同事或服务对象的言论。

尽管多数规范清晰明确，但在数字化实践中仍存在专业身份模糊化风险。通过学习场景 10.3，并完成活动 10.2，系统构建符合护理职业特性的网络行为决策框架。

场景 10.3　阿利斯泰尔（Alistair）的社交网络互动事件

阿利斯泰尔是一名成人护理专业三年级实习生，当前在全科诊所进行临床轮转。本次实习因工作内容的多样性和接触人群的广泛性而令他受益匪浅。在此期间，他与实习带教老师科林（Colin）建立了良好关系。阿利斯泰尔主动询问科林是否愿意在社交网站互加好友。科林同意了，并让阿利斯泰尔向他发送邀请。当晚，阿利斯泰尔在社交平台向科林发送添加好友申请时备注："非常享受在全科诊所与您共事的时光"。科林接受邀请后，二人开始在工作外时间交流业余爱好。阿利斯泰尔虽存在多个实习相关专业问题需探讨，但严格避免在社交平台提及。相反，选择在工作场所向科林当面请教专业疑惑。实习结束时，阿利斯泰尔提出与科林保持联系，后者欣然应允。

活动 10.2 反思

阅读场景 10.2 中斯泰西和场景 10.3 中阿利斯泰尔以及科林的社交经历后，请回答下列问题：

- 在上传影像资料及评论前，斯泰西应进行哪些考虑？
- 阿利斯泰尔和科林的案例涉及的主要问题是什么？
- 斯泰西、阿利斯泰尔和科林可能会面临什么样的潜在影响？
- 若您身处相似情景，会采取哪些不同的做法？

本章末附有本活动的参考提纲。

通过活动 10.2，您已系统审视护理实践中职业身份与私人生活的区隔挑战，特别是在人际关系边界管理（尤其当涉及朋友关系时）的关键议题。对此类情景的深度反思，是培育与维系专业行为的必经之路。专业诚信是护理从业者的核心素养，对护生而言，是获得执业注册资格的先决条件；对注册护士而言，是维持执业资格的根本保障。本章将继续探索媒介在反思实践中的创新应用，重点聚焦叙事构建方法的开发与优化，以释放数字工具的临床教育潜能。

四、利用新媒体构建反思性叙事

叙事作为人类传承千年的沟通方式，始终是深化认知的有效工具（Davidhizar and Lonser，2003）。通过聚焦临床关键事件并构建叙事框架，护理从业者可超越传统书面作业的局限，系统梳理临床决策逻辑，整合情感体验与专业认知，促进深度反思（Matthews-DeNatale，2008；AndersonandChua，2010；Smedaetal.，2014）。推荐访问护理叙事专业平台获取案例资源与创作工具。博厄斯（Boase，2008）认为，新媒体叙事构建可达成以下临床教育目标：

- 促进对临床项目 / 主题 / 经历的深度反思、信息整合与逻辑重构；有效整合个人情感投入与专业经验；

• 系统解析复杂临床情景的实践内涵；

• 搭建跨学科团队协作的知识共创平台；

• 创作兼具教育价值的叙事作品，实现创作者与受众的认知跃迁；强化临床实践中的自我评估与改进能力；

• 通过可视化成果展示提升职业认同感。

创作反思性叙事的过程本质上是具身化体验，它通过多维叙事实现情景的可视化重现，显著提升对事件的理解深度与学习效能。“具身化”意味着反思者将临床经验转化为个人专属认知资产，揭示决策过程中潜在的认知影响因素。个体的经验认知源于事件与人际关系的显现、隐匿与再现循环，这种动态过程塑造了个体对世界的熟悉感（Horsdal，2012）。然而，除非能看到整个故事，否则无法感知这些影响。要做到这一点，首先需要开发一个脚本，举例如下。

五、以人为本的照护实践

“迈克（Mike）在哪？”护士站前一位神色冷峻的男子问道。玛吉（Maggie）紧张地看向我。“9 号房间。”我镇定地回答。男子径直走向病房，消失在走廊尽头。患者迈克因摩托车事故导致下肢损毁伤转入我科，事故发生于环岛变道时与货车碰撞，最终不得不行膝下截肢术。术后迈克深陷创伤后应激状态，频繁出现激越行为。探视者显然同为机车爱好者。

作为新入职的注册护士，残端伤口换药与加压包扎技术我已逐渐掌握，但如何践行全人护理理念仍面临挑战。我的职业信念是尊重每位患者的个体价值，但具体到迈克这样的案例，该如何构建有温度的护患关系呢？

通过系统性沟通评估发现：迈克对长期住院产生治疗倦怠，主诉“每天无所事事”。进一步询问得知其本职工作是机车外观设计师，运营着个人作品网站并通过行业展会获客。当前他最焦虑的是无法参加月末国际机车博览会，担心客户流失。我联系治疗师为迈克寻找一些艺术创作材料，迈克开始用这些材料来构思设计，整个人看起来有了方向。我还联合物理治疗师制订个性化康复计划，重点强化复杂路面行走能力。

月末，迈克在车友陪同下如期参展。鉴于我院收治摩托车事故患者比例较高，我计划邀请迈克与他人分享他的康复经历。

场景 10.4　内韦（Naeve）的危机干预事件

内韦作为精神科护理专业三年级学生，在英国某精神科封闭病房实习时，距离毕业仅剩三个月。完成阶段性值班任务后，她在休假日对一例带来职业成就感的案例进行了反思性实践。该病区收治了若干病情复杂的患者，其中杰夫（Jeff）因暴力损毁住所并与警方对峙后被强制入院。此前他因严重应激反应已暂停工作，其家属因目睹暴力场面产生严重心理创伤而拒绝探视，仅与一位居住于两小时车程外的姐姐米丽亚姆（Miriam）保持联系。内韦观察发现杰夫呈现显著社交退缩与缄默状态。内韦在每日值班期间坚持开展陪伴护理，通过连续性干预，第二周观察到患者开始出现言语应答，第三周成功引导其参与病区活动——下楼就餐；同期与家属沟通，并获悉米丽亚姆持续关注患者状况，经评估患者社会支持系统后，内韦在第三周建议并促成姐弟会面，杰夫特别要求内韦在场陪同。

会面安排在休息室进行。初始阶段互动良好，但当米丽亚姆询问出院安置问题时（因家庭环境暂不适合返家），杰夫突然情绪激越。内韦迅速实施危机干预，先将家属带离现场，随后以专业镇静的姿态进行情绪安抚，使患者逐步恢复平静。全程观察的临床带教老师安德鲁（Andrew）对内韦在此次医患沟通中的危机处理能力给予高度认可，并在实习评鉴中做出优异评价。

内韦通过撰写个人反思日志对本次事件及数周实习经历进行了反思。她认为自己在与杰夫的沟通中实现了突破性进展，这种护患互动效能感的提升使其专业价值感得到强化。当杰夫在与姐姐的会面中出现激越行为时，尽管存在恐惧情绪，但内韦仍快速实施紧急疏散（将米丽亚姆带离现场）并进行情绪稳定化干预。作为精神科护士的核心能力，其危机处理方式获得临床带教老师的积极反馈，这进一步增强了她的职业认同。在回溯性分析中，内韦对处置流程进行批判性思考：是否应在带离家属时启动应急呼叫系统？未采取该措施源于对自身临床决策能力的信心，以及通过持续干预建立的稳定治疗性护患关系。风险评估层面，她预判最坏可能是遭受肢体冲突，但基于掌握的防暴脱身术培训基础，优先选择以沟通技术化解危机而非物理约束。该事件显著提升了其复杂情景处置信心，对即将到来的执业资格考试形成正向预期。

活动 10.3　反思

- 根据情景 10.3 和内韦对此事件的反思编写一个脚本。
- 为过去经历过的危机事件和您对它的反思编写一个脚本。

本章末附有本活动的参考提纲。

将事件写成脚本有助于拆解并审视不同要素，然后再将它们重新组合成一个完整的整体。脚本通常从一个引人注目的重要事件开始，从一开始就吸引读者的注意力，并通过展开的情节将不同方面连成一个整体（Boase，2008）。这需要具备批判性意识，知道该选择什么，该舍弃什么，以及如何突出重点内容。脚本约

200~300 字（Matthews-DeNatale，2008）。博厄斯（Boase，2008）认为，使用新媒体创作故事所涉及的技能包括：

- 叙事生成；
- 反思；
- 材料分析；
- 对自身与材料关系的分析；
- 组织和整理信息以供使用；
- 运用个人技能与专业能力。

第一步是为脚本配上合适的图片。为此，需要访问软件平台并创建一个故事板（这可以是一系列方框，将脚本的情节与编号的图片相连接），将选择的图片放置在类似于胶片的编辑线上。图片可以来源于个人、共享网站和手绘。请务必遵守共享图片的版权规定，并确保任何涉及他人的个人照片都征得授权。

下一步是使用合适的音频编辑工具将脚本转换成音频文件。例如 Audacity，它可以录制脚本的旁白。如果打算使用 PowerPoint，可以通过录制功能添加旁白。尽可能自然地在安静的空间里做这件事，就像在和别人说话一样。如果使用的是 PowerPoint，请确保等待转换完成，避免语音被截断。这是将脚本转换为数字故事的第一步。

一旦音频与图片相匹配，就可以添加标题并进行保存。在此阶段，仍可以对其进行修改编辑。现在，可以审阅您的文件，并反思故事是否准确传达了您的预期。在此阶段，获取他人的反馈也十分有帮助，因为这样可以在完成最终故事之前进行必要的编辑修改。完成活动 10.4，看看您能做出怎样的作品。

活动 10.4　反思

（注：需要一个带麦克风的耳机来完成此次练习。）

下载 Movavi 视频编辑器到您的电脑上：

- 找一张有特殊意义的照片；
- 回忆与照片相关的故事，根据之前提供的指导写一个脚本；

• 使用新媒体软件，按照指示将脚本转化为数字故事；

• 回顾该数字故事和创建它的过程，反思从中学到了什么。

由于此活动是基于您自己的经验，因此本章末没有提供参考提纲。

现在，本章将探讨如何利用数字故事来促进他人的反思性学习。

六、促进他人反思性学习

师生团队共享数字化故事的创作过程，不仅能提升故事构建的专业水准，更能通过多维度观点碰撞激发反思性学习。当他人观摩故事并阐释其临床意义时，这种互动本身即构成有效的反思教育过程。因此，通过经验共享开展协同式反思具有重要的实践价值。当前，随着信息化教学手段的发展，多媒体技术已广泛应用于护理继续教育领域，真实还原了患者诊疗体验，并且通过沉浸式学习提升了临床情景判断能力。相关案例资源可访问英国“患者之声”官网进行查阅。通过观摩不同叙事案例并分享反思体会，不仅能深化临床理解，更能促进反思性学习共同体的构建。

小结

本章系统阐述了如何通过多媒体技术开展多元化反思实践；强调了技术应用的双面效应，旨在帮助护士以建设性方式运用新兴技术，并规避可能影响职业发展的潜在风险。通过本章设计的实践活动，学习者可创建个性化数字叙事案例用于临床反思。在此过程中，参与者不仅能提升多媒体技术应用能力，更能将习得技能转化为促进同行反思的教育资源。

参考提纲

活动 10.1　反思

这并不是一个详尽的答案，但可供参考：

• 是否充分了解电子档案袋系统——包括其使用目的、操作流程、文档架构方式、资料存储规范等？或是否需重新阅读指导手册或向权威人士咨询？

• 电子档案袋是否内置基于第 4 章所述反思模型的框架结构？或允许自由选用不同反思模型？

• 如何将电子档案袋转化为学习支持工具而非机械勾选任务？例如：能否明确各项活动的学习目标？如何依据学习目标设计活动框架？能否识别并规划个人专业发展的具体领域？

• 如何确定反思内容的取舍标准？例如：如何处理涉及保密性的内容？

• 具体使用电子档案袋的方式：可即时记录关键点并定期回溯；也可在每次轮班后、连续轮班间隙或特定学习活动后预留固定时间整理。

• 探索其他激发反思的途径：如以临床实景照片 / 图像作为反思触发符号；或通过阅读诗歌、观看相关影片、聆听特定音乐等方式，建立与特殊情景、患者或家属成员的情感联结。

活动 10.2　反思

场景 10.2 中，核心问题包括：

• 斯泰西已经是一名正式的专科护士，因此她要对自己的行为负全责。其行为未充分遵循医疗机构的平等与多元文化政策，亦违背 NMC 的守则。

在涉及阿利斯泰尔和科林的场景 10.3 中，问题体现在：

• 阿利斯泰尔和科林模糊了职业和私人生活界限；

• 阿利斯泰尔在添加好友申请中提到了他们都在全科诊所工作。

斯泰西的可能结果是收到一份警告，并记入她的档案，因为她要对自己的行为负责。对于阿利斯泰尔来说，科林作为他的实习带教老师给予他的任何指导反馈都可能被视为网络社交，而且可能不会被认真对待。科林可能面临的职业风险在于：其行为不仅需承担专业责任，更可能危及执业资质。科林模糊了他作为实习带教老师的职业角色和与阿利斯泰尔进行网络社交的界限，他无法保证阿利斯泰尔会说些什么。其他人可以访问这些帖子，会因此对专业人士产生影响。作为一名学生，您或许认为建立友谊无伤大雅。但作为临床带教老师或考核者，与所指导／评估对象过度亲密有悖职业伦理。在承担专业指导职责期间与受教者进行社交媒体互动，将对执业资质的获得造成潜在风险。考虑到这一点，建议双方系统学习医疗机构内部媒体使用政策及行业监管指南。《NMC 守则》（2018b）“提升专业素养与信任”中的第 20.3 条，明确指出该问题，并让读者参考他们的在线指南。仔细阅读本节，您将注意到其他项目（第 20.5—20.8 条）也与这些场景相关。《NMC 守则》（2018b）中关于保密制度与个人权益保护的相关条款同样适用。强烈建议从专业实践的整体视角出发，结合场景 10.2 与场景 10.3 进行综合反思。

活动 10.3　反思

剧本可能如下：

“滚出去，您这个蠢女人！”患者冲他的姐姐大喊，并举起了拳头。我急忙把她带出房间，然后回去试图安抚患者情绪。该患者是在砸毁自己的家并威胁警察和家人后来到这里的。在过去的三周里，我一直在努力与他建立治疗关系，让他能多沟通、多交流。但当我告诉患者他的姐姐准备见他时，患者并没有这样反应。我本该害怕的，但我当时异常平静。患者失去了控制，但我觉得我控制住了局面，这种从容或许源于前期充分的专业训练。如果患者打我，我该怎么办？其他人可能会说：“这是您自作自受，因为您没有寻求帮助。”我必须重新思考我的策略。但目前，事情逐渐平息下来。在得到实习带教的表扬后，我回家时获得了满满的成就感。患者的情绪平复与带教老师对处置方式的肯定，印证了沟通策略的有效性。这使我更有信心朝着注册护士的职业目标稳步前行。

拓展阅读

Allcot，H，Braghieri，L，Eichmeyer，S and Gentzkow，M（2020）The Welfare Effects of Social Media. *American Economic Review*，110（3）：629-676.

本文探讨了社交媒体的潜在负面影响，以及减少 Facebook 使用时长可能带来的益处。

Donaldson，I and Cooper，K（2020）Introducing an Online Portfolio for Practice Placement Assessments. *NursingTimes*，116（2）：59-62.

本文阐述了应用电子档案袋来优化护理学生临床技能评估的创新举措。

第 11 章 批判性反思

译者：盛孝敏，周雯

基于《未来护士：注册护士的能力标准》，本章将介绍以下宗旨和能力标准：

宗旨 1：成为一名负责任的专业人员

1.5 了解专业实践的要求，能够识别自身及同事的身心倦怠征兆，并采取必要措施降低健康风险。

1.17 持续进行自我反思，主动寻求并回应支持与反馈，不断提升自身的专业知识和技能。

宗旨 5：领导并管理照护以及团队协作

5.6 通过引导、支持和激励个体及团队成员相互协作的能力来展现领导潜力。

5.10 参与团队监督和反思活动，以促进临床实践和服务质量的提升。

章节目标

通过本章的学习，您将能够：

1. 批判性地看待个人和他人的贡献；
2. 了解自我认知的局限性；
3. 评估不同情景下的证据来源；
4. 对新观念持辩证反思的态度。

一、引言

场景 11.1　麦格（Meg）做了急救

麦格是一名攻读成人护理学位课程的三年级学生。某天结束临床实习后，她在回家途中顺路去了超市。突然，她听到身后传来“砰”的一声：一位男士倒在了地上。麦格立即把他摆成复苏体位并观察到他开始出现肢体僵硬、面色发绀。麦格意识到该男士处于癫痫发作的强直期，于是麦格迅速清理了周围环境，以保证患者不会受到额外伤害。同时，麦格持续监测患者情况，直到强直期过渡到阵挛期后患者恢复呼吸。这时，周围聚集了一些人群，有人自称接受过急救培训，建议麦格应该在该痉挛患者牙齿之间塞入东西以防止舌咬伤。虽然对方态度坚决，但麦格不确定该做法是否正确，决定不听从这个建议。同时，超市员工呼叫了救护车，待急救人员抵达后，麦格向他们阐述了她所做的处置。

到家后，麦格对刚刚的一幕感到非常后怕，她开始思考为什么她会这样。她意识到这是肾上腺素激增的表现，虽然这有助于她把注意力集中在重要的事情上，但却导致了她此刻的生理反应。

当晚，麦格开始批判性地反思自己的行为。回溯当时的情景，她本可以做得更周全：比如检查患者的瞳孔反应、观察患者有无外伤等，毕竟癫痫发作可能存在多种诱因。不过，她认为优先保持患者气道通畅，并将其置于复苏体位是没有任何问题的。麦格想起了那个“塞入东西防止舌咬伤”的建议，她查阅了护理文献，发现这一行为并未被提倡。麦格庆幸自己没有听从，并对导致她做出这一决定的原因进行了批判性反思：复苏体位本身能防止舌后坠阻塞气道，若强行塞入物品反而可能将舌头向后推，进而阻塞气道。麦格想起她在先前的理论课程中就学过这个知识，虽未形成明确记忆，却引起了她的直觉反应。但同时她也意识到，如果她处于护理课程第一年学习阶段，她可能会听从该急救员的建议并认为这是正确的。这件事让她深刻反思：在突发急救现场，您根本无法判断施救者的实际经验、专业资质或知识水平。想到这里，她更加庆幸自己坚持等到了专业急救人员的到来。麦格再次感慨，必须严格在自身专业能力范围内实施救助，避免危及患者与自身安全。若今后再遇到此类情况，她需要做更全面的初步评估，以确保不会遗漏任何关键信息。

成为一名专业人士意味着需要培养批判性思维能力，能够分析和确定重要的优先事项并提出后续的解决方案。随着对专业学习的深入，批判性反思将从最初的观察逐步发展到更复杂的临床决策中。在麦格的案例中，她利用最初的观察结果来决定当下情景中的优先事项——评估气道通畅和环境安全。通过批判性反思，麦格能够认识到自己知识储备的局限，并找到了相应的改进方法。

本章阐述了批判性反思的重要性及其与批判性思维能力的内在关联。此外，本章也为您提供了不同的活动和案例来进行批判性反思实践。本章末也进一步探讨了“在批判性思维过程中，新观点如何通过系统性整合形成最终结论”。

二、批判性审视自己和他人的贡献

随着时间的推移和经验的积累，反思性思维变成了一种“日常的方式”，而不是“额外的事情”。换言之，所有的反思都力求具有批判性。批判性可以使护士审视和质疑某个临床情景中涉及的所有因素，从而使原本熟悉的场景变得陌生。正如前面几章所讨论的，这意味着我们要以全新的视角看待熟悉场景以期发现可能被忽视的细节，这要求我们保持专注才能达到所需的深度分析。这种质疑方法也用于审视个人行为，以探究行为动机、潜在假设、决策过程以及个人的真实想法。第 4 章为批判性反思提供了指导框架。通过对特定情景进行系统性回顾与分析，进而将批判性反思与关键事件分析进行有机整合，这对深化学习过程具有重要价值，并有助于构建可供借鉴的案例体系（Rolfe，2011）。该研究方法不仅强化了实践认知能力，更为护理决策提供了基于实证的反思框架。

在活动 11.1 和活动 11.2 的案例中，通过反思自己和他人的贡献，读者可以学习如何进行批判性反思。

活动 11.1　批判性思考

批判性分析是指通过对某个临床情景进行回顾、复盘并反思其中需要改进的内容。请回顾在过去几周自己参与的或完成的事件，并选择一个临床情景进行回顾。请详细描述该事件，包括自己及他人的行为。现在请思考以下问题：

- 为什么这个临床情景很重要？

- 这个临床情景如何影响了您?
- 您对该临床情景有何感受?
- 在该临床情景中，您觉得满意的地方有哪些?
- 在该临床情景中，您担心的地方有哪些?
- 您可能会采取哪些不同的做法?
- 您是否还需要补充其他知识?
- 您可以通过哪些途径获取这些知识?
- 您从中学习到了什么?
- 您未来将如何运用这些经验?

参考提纲见本章末。

活动 11.2　批判性思考

您也可以进一步思考在过去的特定情景中谁才是事件发生的主要责任人，这对事件发生的意义、关键点及所带来的潜在后果有何影响。这如何影响您成为一名护士?

由于这是基于您的个人经验，因此本章末没有提供参考提纲。

对过去情景进行系统化的反思过程可能会耗费些许时间，但这能确保我们能够从中吸取经验教训，并将情景性和体验性证据转化为实践指导以供今后参考。通过撰写“情景回忆笔记”来整合与事件及相关人员有关的所有要素，形成完整的事件图景，这与第 10 章讨论的叙事方法一脉相承。“情景回忆笔记”应包括以下内容:

- 事件发生的原因和背景;
- 您自己与他人对事件发生的解释和分析;
- 您运用的专业知识;
- 您自己与他人所采取的行动及所带来的后果;
- 对您所得的见解进行反思;
- 将见解与证据基础联系起来。

三、情景回忆笔记

我在老年病房工作。上周，梅维斯（Mavis）因摔倒收治入院；她的邻居发现她躺在地板上无法起身。最初，梅维斯因脚部剧痛被怀疑踝关节骨折，但进一步检查确诊为蜂窝组织炎，可能需要抗生素治疗。她还患有糖尿病，血液检查结果显示她患有重度缺铁性贫血。在交接班时，梅维斯因拒绝吃止痛药、拒绝进行任何康复治疗而被描述为“拒绝接受任何医疗操作”。她躺在床上闭着眼睛，管床护士希望为她准备出院计划。梅维斯看起来很疲惫，但通过与她交谈，我发现她很在乎治疗过程中的自主权。其他医护都认为梅维斯没有好好照顾自己，无法独自应对。我所学的心理学知识提示我，梅维斯此刻觉得她的自主权受到了威胁，如果我们采取“以患者为中心”的方式可能会改善这一情景。当我询问梅维斯她想要什么、她想要如何实现、她是否需要我们的帮助时，她似乎更加警觉。一些同事认为我在浪费时间，而我注意到梅维斯对他们为她进行的操作更加抗拒。对梅维斯的情况进行反思，我认为这可能是由于突然失去的自主权引起了她的不安和抵抗。换位思考，我可能也会因为所有操作未征得我的同意而感到愤怒。征询患者意见并取得其合作似乎是进行实践操作的关键点。尽管维护患者尊严和尊重患者是护理职业准则的一部分，但似乎我们仍然以护理人员的主观臆断为主。

开展医疗卫生保健需要以患者个体为中心，而非流程，然而实际情况似乎与之相反。开展以患者为中心的护理，需要赋予患者个体一定的自主权，使他们能够为自己的诊疗或护理做出决策并与其照护者建立维持合作性护患关系，从而为其能回归日常生活作好准备。《NMC 守则》（2018b）明确提出了要维护患者尊严、尊重患者意志。批判性思考的方法既适用于积极情景，也适用于消极情景。请通过下面的案例来理解具体应用方法。

案例呈现：埃利米（Elimu）的赞扬

这是埃利米精神护理培训项目的最后一年，他目前在病房工作。这是一个从实习结束到工作阶段的过渡期，这可以使埃利米有机会了解患者和同事们，帮助其更好地融入团队中。在一次特别忙碌的班次中，他正在践行自己学到的管理方法，这时，一名患者突发心脏骤停。埃利米就在附近，他立即呼叫援助并启动了心肺复苏。下班后，他的带教老师表扬他行动迅速准确、沉着冷静。埃利米在回家的路上对此进行了反思，分析了事件发生后的一系列反应并回想了自己的行为。他回忆是否有任何迹象表明患者可能发生心脏骤停，但他之前记录的观察结果并未显示。通过对患者病情的观察，埃利米作出了快速反应。另外，他呼救是为了让急救团队收到求助信号，其他医护人员会携带必要的急救设备到达现场。与此同时，埃利米开始进行心肺复苏，这是他在课堂上学会了的护理技能。他分析了这与在模拟人体模型上练习的不同感受。他需要把精力集中在他用来保持稳定的力量上，这比他预期的要累得多，这也进一步证实了他需要寻求帮助。

作为管理模块的一部分，埃利米思考了各种临床情景下不同类型的领导力和授权方式的作用，了解这些知识能帮助他冷静而有效地作出反应。然而，他意识到自己对急救药物使用了解有限，决定将此作为需要加强的学习方向。不过，他的实习带教老师对他的赞扬和肯定令他意识到这些行动是恰当的。

上述案例揭示了团队协作在应急响应与同行反馈机制中的核心作用。人际关系对团队建设和同侪支持至关重要，可以用于批判性地审视个人贡献和他人贡献，包括实习护士在内的所有人在进入一个新的临床环境时都依赖于同侪支持（Petty,

2014；Williamson et al.，2020）。同侪支持即通过提出建设性的反馈意见来改善临床实践，然而其有效实施面临着一定的挑战。我们应着力构建具有学术价值的建设性批判模式，不可将建设性反馈异化为单纯性批判，这要求实践者具备较高的专业素养与良好的沟通技巧。

请思考场景 11.2，并批判性地反思如何将新的带教老师 / 学生融入团队。

场景 11.2　新员工融入团队的难题

最近，一个新员工加入了团队，她需要持续性的关注和支持，这让我很难专心工作。我已经安排了特定的时间段来指导她，但她不断打断我寻求帮助，而不是尝试自己解决问题。同时，她也有更为灵活的工作时间来照顾她的孩子，这给我们其余的人带来了额外的工作压力，因为我们必须在她提前离开后接手她的工作。

活动 11.3　批判性反思

在对这个情景进行批判性反思后：

• 从资深护士和新护士两个不同视角，您认为主要的反思点是什么？

• 您识别出了哪些潜在的学习点，这些学习点如何在实践中应用？

参考提纲见本章末。

建立信任，进而促进批判性的学习。建立信任涉及三个领域，包括承担风险、榜样示范和言行一致（Curzon-Hobson，2002；Twibell and Townsend，2011）。在敏感的情况下，反思和开放的对话有助于建立信任，因为学生可能对融入一个未知的环境会心生畏惧，无论是面对新的课程、新的项目还是新的实习环境（Dix and Hughes，2004；Rawson，2021）。

批判性审视人际关系中的个人表现能力能带来更具同理心的多元视角，从而促进同事关系的良性发展。由此形成的积极氛围使人们能够在接受建设性批评、认识到自身认知局限的同时不感到冒犯。相互理解和尊重促使同侪关系信任发展，并为形成健康的团队关系打下基础。

四、探究不同视角下的理解局限性

《NMC 守则》（2018b）明确规定，不论是资深护士和新护士，对个人理解的局限性进行批判性反思都很重要。即使某个资深护士既往在特定技能或专业领域具备充分胜任力，但随着时间推移可能面临技能退化或知识更新，导致现有认知无法匹配专业发展需求。随着医疗保健的不断发展，专业知识随之不断更新，护士需要持续学习以维持专业技能水平，进而确保与学科前沿同步发展。通过持续学习建立批判性反思有助于系统识别知识储备与技能体系中的缺陷，客观评估自身认知边界。如第 9 章所述，撰写反思笔记作为有效工具，不仅能促进实践经验的结构化分析，更能激发创新思维，提升对隐性学习过程的觉知（Chirema，2007）。这需要护士对日常工作进行批判性检视与系统性分析，从而明晰学习轨迹与知识建构过程。批判性思维要求护士不断审视自身思维模式，系统识别认知盲区，同时审慎评估决策所依据的证据基础及其对患者与自身产生的潜在影响。

案例呈现：罗伯（Rob）的阅读障碍

罗伯正在攻读护理学位课程的第一年。对他来说，在学校学习并非易事，因为他必须完成多项书面课程作业，他的课程学习变得更加困难。

他对自己学习中遇到的问题进行了批判性反思，意识到自己无法像他人那样有效记忆信息，这同样影响了他需要掌握的毕业生技能。罗伯认为，自己擅长创造性地解决问题以及与人合作，但他担心自己无法达到与其他人同样的专业知识。罗伯意识到如果想要取得进步，他必须克服恐惧并探索可能的解决方案。

经过反思，罗伯意识到自己独特的认知方式具有积极意义，因为他能够看到他人忽略的替代解决方案。他发现自己需要某个结构或框架来理解新概念，这也是为什么他发现自主学习具有挑战性。罗伯发现通过做笔记强化重点对他有效，而讲义则无帮助，因为他更关注口头讲解的内容。

罗伯与大学的学习支持部门交谈，并询问导师是否可以对他们的教学内容录音。这意味着他可以在课堂上听讲时记录重要内容，并在听录音时再次记录。通过这种方式，他能够更有效地获取信息，并对作业内容有更好的了解，同时，这也为他提供了反思的机会。举个例子，我们可以探究为什么在某些情况下会有特定的反应。要做到这一点，我们可以使用决策模型来分析思维过程，在这个模型中，我们质疑自己的假设，然后使用 SWOT 分析思维过程，进而通过分析优势、劣势、机会和威胁全面思考该方式带来的所有后果。

活动 11.4 可以帮助识别对理解的局限性以及对应的解决方法。

活动 11.4　反思

请思考最近发生的一种您不确定如何处理的情景。通过考虑以下问题对这种情况进行批判性反思。尝试使用第 4 章讨论的反思模型来构建您的反思。

- 什么使您意识到了不确定性？
- 您已知的信息有哪些？
- 您未知的信息有哪些？
- 结果是什么？
- 如果您当时知晓更多的信息，可能会有什么不同结果？
- 您现在能采取什么措施？
- 从这种情景中您学到了什么？

由于这是基于您的个人经验，所以在本章末没有提供参考提纲。

场景 11.3　法吉德（Fajid）对年轻照顾者的理解

法吉德处于儿科护理学徒制课程的第一年，他正在与学校护士一起进行第三次实习。他的带教老师西蒙妮（Simone）会让法吉德参与健康促进实践活动，包括与学校合作制定健康饮食策略、参与疫苗接种活动等。

学校护士的工作之一是帮助和支持有行为问题的学生并跟踪学生的缺勤情况，而西蒙妮目前正在帮助凯特（Kate），凯特是她母亲的主要照护者。西蒙妮和法吉德去凯特家里评估情况并寻找帮助她的方式。当他们离开凯特家后，法吉德表达了他对一个 14 岁的孩子照顾她母亲的担忧，因为在他的观念里这是一个大家庭的责任。

在这个案例中，法吉德对凯特的介入可能因不理解其家庭角色背景而受限（基于第 3 章呈现的法吉德的个人生活经历）。这是一个重要的探索领域，以便能够反思性地找到适合自身的策略。

或许您确定需要更进一步了解某些特定领域，或需学习或更新某些技能。

这是作为一名反思性实践者的必修课，也是专业实践的核心。请重新思考活动11.4，并探讨认知局限是如何导致潜在的安全问题。

在情景 11.3 中，西蒙妮会要求法吉德对凯特案例的处理方式、行为的潜在后果以及护士职业角色的广度进行批判性反思，以此来帮助他学习。通过这个过程，我们将探讨识别证据来源的能力并纠正不足以期保障实践安全。现在我们要批判性地评估在特定情况下的证据来源。

活动 11.5　反思

• 在上述情景中，法吉德的理解存在哪些局限性？对凯特、凯特的母亲和法吉德可能会产生什么后果？

参考提纲见本章末。

五、评估不同情景下的证据来源

无论是作为新手还是经验丰富的从业者，在任何阶段发展实践的重要环节之一是批判性反思我们的证据来源，以期在为患者提供高质量的护理的同时确定个人的学习需求。这意味着在作出决定时需审查相应的证据来源。活动 11.6 帮助您反思您使用的证据来源。

活动 11.6　批判性思考

请思考一下您的实践经历。通过以下问题反思您的判断和决策的证据来源：

• 您如何评估这种情况？
• 您的评估是基于什么基础？
• 您如何知道应该以什么为依据？

- 您的判断是否正确?
- 什么证据能证实您的判断是正确的?
- 若您的判断不正确，您有什么证据证明?
- 您的后续决定是基于什么?
- 您如何确认这是正确的决定?

由于这是基于您的个人经验，故仅在本章末附有参考提纲建议。

评估活动11.6的成效可采用“主张、顾虑和问题”的实践发展工具（McCormack et al.，2004；Manley et al.，2014；Olasoji et al.，2021）。这个工具可以帮助您将分别归类和记录一个事件的积极主张、消极顾虑以及实施过程中可能遇到的合理问题，最终运用主动性提问策略将待解决问题转化为积极成果，并为持续性批判反思提供有效指引。

基于循证实践的决策沟通效能，往往受限于工作环境或教学场域的组织文化。在某些情景中可能缺乏管理支持或导师支持进而削弱协同效能并引发组织摩擦。因此，批判性分析需着重考察领导力特质及其应对策略，系统识别可能影响决策质量与情景处理的促进因素与阻碍因素。

场景 11.4　阿鲁达（Arunda）应对压力的经验

阿鲁达是成人护理学位课程的二年级学生，在内镜室实习。由于内镜室人手短缺，有许多病情复杂的患者需要处理，阿鲁达不得不独立顶班。其中，一个酗酒的患者引起了她的关注，该患者正在进行食管胃十二指肠镜（Oesophago-Gastro-Duodenoscopy，OGD）检查，结果显示有食管静脉曲张。负责监测生命体征的内镜护士阿鲁达发现患者的生命体征正在变化，因此她提示团队成员：患者可能已经开始出血。患者情况确实如此，整个团队开始对患者进行一段时间的急救，所有团队成员因为急救而延迟了下班。抢救结束后，团队的其他老师称赞阿鲁达做得很好。阿鲁达向她的带教老师（当时没有参加急救）申请是否可以补休她因为急救而延迟下班的时长，但被带教老师拒绝了，因为带教老师认为阿鲁达仍有很多东西要学习。阿鲁达的大学辅导员问及她的实习情况如何，阿鲁达说尽管很难但她确实学到了很多。

活动 11.7　反思

- 阿鲁达可以怎样评估她自己的实习？
- 阿鲁达的带教老师可以怎样评估她的实习？
- 阿鲁达的带教组长可以怎样评估她的实习？

参考提纲见本章末。

当未验证解释的有效性时，我们的恐惧和焦虑可能会被投射到另一个人或情景上，并产生防御性互动。通过阅读本章末尾关于场景11.4和场景11.6的指导要点，我们会发现，由于角色、责任和经验的不同，同一场景可能有不同的解释和视角。此时，批判性思考有助于验证支持解释的证据有效性、理清不同观点间的逻辑关联。

六、识别一个新观点的整合节点

批判性反思为护理从业者提供了整合个人理念与外部观点的心理空间以及实现这种整合所需的认知聚焦机制。护理知识体系广泛，其发展需建立在开放接纳挑战性理念的基础之上，因此需要将护理流程、人际关系、关怀伦理、道德行为等核心要素进行系统性整合来指导护理实践。护理作为一门学科，其知识是相互关联、逐渐完善的，作为护士的我们需要对个人知识进行持续反思和持续更新进而不断丰富护理学科知识体系。这既有利于个体专业成长与实践创新，更能有效培育护士的专业主体性。

反馈机制缺失将显著制约创新思维发展。因此，与他人进行批判性讨论反思是新观点系统化整合的重要实践路径。新护士的成长急需同侪、临床带教、学术导师及临床团队的多维支持，经验丰富的护士也需要借助团队协作以建设性方式探讨专业实践进而激发更丰富的创造力、批判性和想象力。这种讨论和反思能够使一名护士从“被动接受现状”转变为“主动探索解决方案”，这个过程所培育的求知欲、创新力与学习能力构成了护理专业持续发展的核心素养。

如图 11.1 所示，本章整合了全书所述的各类反思方法。从“外部因素”产生的学习维度，是由政治体制、组织结构和科学探究产生的以系统化形式呈现的知识体系，通常与外部获得的指导相关联，也需要“内部因素”进行思考转化。例如，实习带教和学术导师可能会明确实习生的学习目标、提供相关信息并指导完成学习任务，经验丰富的护士可能正在参与由单位或注册机构规定的继续教育课程或强制性培训。然而，只有通过自我内心世界的思考，一个护士才能真正内化外部因素形成的知识内涵，实现专业认知的更新。

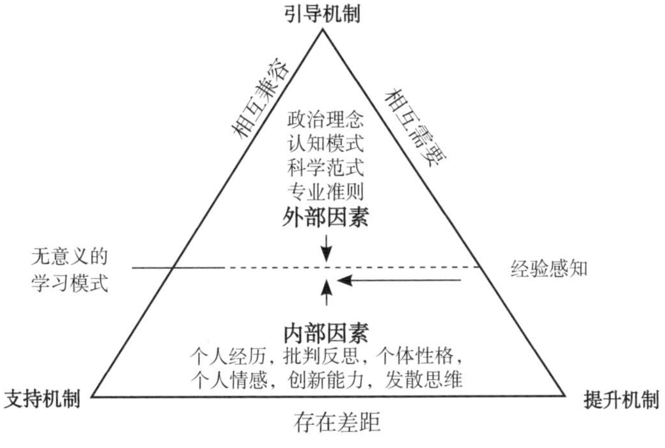

图 11.1　内外部世界之间的相互关系以及包含性和强迫性空间

政治理念、认知模式、科学范式与专业准则通常与外部经验一致，这些外部经验作用于一个人的内心，并通过内部因素的构建机制而得到固化。内部因素和外部因素之间可以相互影响、相互改变。内部因素包含了批判性反思，其功能不仅在于经验内化，更通过自我效能感与专业认同等心理变量影响新经验的形成过程。除此之外，内部因素还包括个人经历、个体性格、个人情感、创新能力、发散思维。价值观体系也在内部因素中体现，表现为个体与外部环境互动时持续进行的内部对话，包括影响行为反应的情感活动，以及作为意义建构要素的生命历程记忆，如第 3 章所述的认知机制。

经验感知位于内外部因素的交界处：个体内在特质可影响对外部环境的感知，反之亦然。例如，一个思维活跃、善于创新（内部因素）的护生在参加一项考勤严格、流程固定的培训课程（外部因素）时，他可能会感到约束和压抑。为实现专业护理人才的培养目标，需要通过协商达成某种平衡，使外部因素和内部因素的经验感知在交界处实现有机融合。此过程尤其凸显了引导机制与支持机制的关键作用。

护士的个人经历、个体特质与个人情感以及由此衍生的批判反思、创新能力和发散思维与引导机制和支持机制密切相关。理想的学习模式应该将引导机制、支持机制、提升机制整合，从而有效缓解学习焦虑并提升知识管理效能。否则，内部因素与外部因素之间的界限会变得模糊，进而导致护士无法进行批判性反思。最终导致无意义的学习模式，新知识无法被有效识别，难以从经验和信息中学习到有用的知识。结合场景 11.5 深入理解上述过程。

场景 11.5　凯西（Cassie）很难拒绝他人

凯西在开始护理专业学习之前，是一名护理院的护理员。她一直是一名能干的护理员，工作总是完成得很出色。在她工作期间，她的工作组长非常信赖她，并经常因他人推诿而来请她协助，凯西感觉自己被组长重视而承担了相应工作，但额外的工作量给她带来的压力影响了她的生活。

在家人的支持下开始护理课程后，凯西始终努力兼顾家庭与学业。有一段时间她也曾因为压力太大考虑退学。幸运的是，她的导师鼓励她反思一下自己的现状，她意识到自己一直被动接受而不是主动掌控自己的生活，因为她不想让她的家人或同事对她有负面看法。

现在，作为一名新注册护士，凯西决定利用工作单位提供的临床指导来应对陌生问题。在第一次会议上，她的带教老师安妮（Annie）让凯西反思了她自己从护理员到成为注册护士的经历。她们一起批判性地反思了凯西的工作方法，同时注意到她经常由于不会拒绝别人而导致自己加班。凯西意识到她没有思考自己到底想从这些工作中学习到什么，反而一直在盲目迎合他人的期待。在安妮的指导下凯西终于能坦然接受拒绝并不意味着错误。相反，有些时候拒绝可能是一种负责任的行为。会议结束后，凯西继续反思，她也会更加谨慎地斟酌别人提出的请求，同时更关注自己能从中学习到什么。

虽然反思可能够解决工作中的一些情感残留问题，但更关键的在于避免陷入无用的“自恋式”沉思。只有诚实地探索内部与外部因素的交界，才能形成新认知，觉察学习进程，并在其中建立主观能动性。反思本章中的场景并重新阅读《NMC 守则》（2018b）可以发现，关于保证护理质量和保持专业界限的反思在不同章节中被反复提及。建议重点阅读有效实践部分（第 6.2、8.4、8.7、9.1—9.4、11.1—11.3 和 13.3 条）、保障安全部分（第 15.1 条）和促进专业化和信任部分（第 20.6 和 20.9 条），以此思考《NMC 守则》（2018b）与上述场景的关联性。

小结

批判性反思是护理从业者践行责任与担当的重要组成部分，其核心在于对临床实践及学习经历的深度审视与分析。正如本章所述，批判性地反思自身行为、探索相应解释、描述决策证据都需要严谨的思维和系统的思考。这些可能会被单一的、聚焦情感的实践反思所忽视。本章的活动从分析视角提供了批判性反思连接情感、证据、决策和行动的循环，帮助护理从业者以分析性视角审视专业实践与职业发展。

参考提纲

活动 11.1　批判性思考

您描述的事件可能是一次失误或成功案例，但都对您的专业成长具有重要价值。例如，一个错误可能会引起极度焦虑的情绪，而一句赞美可能会增加您的职业信心。您可以通过补充专业知识、查证案例细节、寻求专业帮助以及优化沟通方式来进一步改进，同时您也要注意掌握相关政策与操作流程。通过这类事件，您将提升沟通决策能力，并加深对自身情景应对模式的理解。需要特别注意的是，若事件引发情绪困扰（如烦躁 / 伤心等），应优先平复情绪，然后再开展专业技能层面的批判性反思，这样才能实现真正的学习转化。

活动 11.3　批判性反思

资深的从业者视角

作为一名资深的护理从业者，我应当为新同事安排系统的入职培训。我可以与其明确沟通工作预期，确定信息来源，定期交流经验，同时，我也可以安排全天候的联系节点来持续地了解情况。但是，我也要给新护士留出一定的自主决策空间，过度干预反而会削弱她的职业自信，而适度放权可减少她的频繁求助，这既可以解决我的困扰，同时配合建设性的反馈意见来提高她的职业自信，两全其美。通过自我反思，我发现我可能高估了自身的团队协作能力，我需要运用情商来尝试理解她的观点，而不是纠结于“一直被她打扰”的负面情绪。另外，我习惯于独立工作，这种工作模式应该调整尽管我知道很困难。我意识到我会期望我的同事拥有高水平的个人标准和能力，但期望一个新护士具备这些能力是不公平、不现实的。我一直认为我的管理风格是民主的，但我的标准和期望可能会给对方控制性的压力，并可能限制新护士的发展。因此，我需要明确组织需求和个人需求的界限，警惕因弹性工作制安排产生的公平性质疑而影响团队关系。

新护士视角

作为一名新员工，我时刻担心自己能否做好事情。我必须在班次安排中寻求工作需求与育儿责任的平衡点。我正努力在同事的指导下多实践、多学习，确保每项操作都准确无误。但我对这个专业还很陌生，我感觉我的同事们认为我是个麻烦，我的知识也不够扎实。我看到工作如此忙碌，我确实不好意思频繁请教，但我仍希望“宁慎勿错”。为了有效地工作，我必须既考虑自身需求，也体谅同事的负担。或许，通过坦诚沟通工作预期、建立定期反馈机制，我们能共同找到一个平衡点以满足我的育儿责任和工作要求。

活动 11.5　反思

除了可能存在的文化差异，法吉德可能认为医疗和社会护理是同一回事。他可能不了解社区护理需要承担相应的成本，这既涉及财务支出，也涉及个人付出。社区护理通常需要付费。有些人也不愿意让陌生人照顾他们，特别是涉及个人护理时。凯特想要照顾母亲的心情可以理解，但承担太多责任可能会影响她的社交生活和学业发展。同样，如果法吉德对孩子成为照顾者的原因和家庭背景不了解，那他就不能帮助凯特的母亲做出不同的选择，因为在这种情况下凯特只能被当作成年人看待。法吉德可能需要思考护士在保护儿童中的角色，虽然凯特看似自愿，但她也别无选择。法吉德最好与他的带教老师一起反思这些问题，以充分了解医疗和社区护理专业人员职责的广度和深度。

活动 11.6　批判性反思

证据来源可能包括以下内容：

• 客观和主观数据，例如沟通中获得的信息、观察结果、个人感受、实践政策和理论观点；

• 沟通和观察，以便确认您的判断是否正确或识别出存在的不足；

• 根据操作协议、备选方案和潜在后果的评估，或凭直觉或阅读资料作出相应决策；

• 通过他人的反馈和观察结果得出结论。

活动 11.7　反思

阿鲁达以生理学知识为基础认识到生命体征变化的重要性。同时，她的带教组长的表扬则表明她在压力下表现出色。组长认为阿鲁达已经掌握相关知识，是基于她在压力下保持冷静并准确报告患者生命体征变化。然而，这仅限于很小的一部分，并不能代表她已经掌握了整个实习过程要求的所有需要掌握的技能。带教老师可能更广泛地依据实习的评估标准来评估她的技能学习，甚至她可能会将阿鲁达补班的请求视为缺乏学习意愿的表现。阿鲁达可能会因为实践主管拒绝她的请求而感觉委屈，但这是理解“职业素养”的内涵的关键。虽然个人需求未必总能被满足，但在某些情况下，组织要求必须优先于个人意愿。阿鲁达的补休申请理由是可以理解的，但她本应提前申请。因为提前规划是护理专业实践必须学习的一部分，一旦排好排班表，任何临时缺岗都会导致人力资源的空缺，阿鲁达申请临时补休前应该考虑科室的现状。阿鲁达的行为可能会被带教老师判定她缺乏对时间的提前规划，也缺乏对人员管理的必要认知，这些能力本该是一名二年级护生应该具备的。

拓展阅读

Cottrell，S（2011）*Critical Thinking Skills*：*Developing Effective Analysis and Argument*，2nd edn. Basingstoke：Palgrave Macmillan.

这本书可以帮助您掌握批判性反思所必需的分析技巧。

Ellis，P（2022）*Leadership*，*Management and Team Working in Nursing*，4th edn. London：SAGE/Learning Matters.

这本书引导读者反思团队合作的重要性及个人在整体护理中的角色贡献。

Metcalfe，M（2006）*Reading Critically at University*. Los Angeles，CA：SAGE.

这本书可以帮助您理解如何批判性地回顾信息和学习的来源。

Tappen，RM，Weiss，SA and Whitehead，DK（2010）*Essentials of Nursing Leadership and Management*，5th edn. Philadelphia，PA：FA Davis.

这本书可以帮助您运用批判性思维来促进职业角色发展，并提升领导与管理技能。

参考文献

Abrandt Dahlgren，M，Richardson，B and Kalman，H（2004）Redefining the Reflective Practitioner，in Higgs，J，Richardson，B and Abrandt Dahlgren，M（eds）*Developing Practice Knowledge for Health Professionals*. Edinburgh：Butterworth Heinemann，pp15-34.

Alheit，P and Dausien，B（2007）Lifelong Learning and Biography：A Competitive Dynamic Between the Macro-and the Micro-Level of Education，in West，L，Alheit，P，Andersen Siig，A and Merrill，B（eds）*Using Biographical and Life History Approaches in theStudy of Adult and Lifelong Learning*：*European Perspectives*. Frankfurt am Main：Peter Lang，pp 57-70.

Anderson，KT and Chua，PH（2010）Digital Storytelling as an Interactive Digital Media Context：Technology in Transparent Support of Creative Media Production. *Educational Technology*，50（5）：32-36.

Andrew，N，Tolson，D and Ferguson，D（2008）Building on Wenger：Communities of Practice in Nursing. *Nurse Education Today*，28：246-252.

Andrew，N，McGuinness，C，Reid，G and Corcoran，T（2009）Greater than the Sum of its Parts：Transition into the First Year of Undergraduate Nursing. *Nurse Education in Practice*，9（1）：13-21.

Argyris，C and Schön，D（1978）*Organisational Learning*：*A Theory of Action Perspective*. Reading，MA：Addison-Wesley. Armitage，G（2009）The Risks of

Double Checking. *Nursing Management*, 16（2）: 30-35.

Atkins, S and Murphy, K（1995）Reflective Practice. Nursing Standard, 9（45）: 31-37.

Banks, JA, Au, KH, Ball, AF, Bell, P, Gordon, EW, Gutiérrez, KD, et al.（2007）*Learning in and out of School in Diverse Environments: Life-Long, Life-Wide, Life-Deep*. Seattle, WA: TheLIFE Center（The Learning in Informal and Formal Environments [LIFE] Center）.

Barksby, J, Butcher, N and Whysall, A（2015）A New Model of Reflection for Clinical Practice. *Nursing Times*, 111（34-35）: 21-23.

Benner, P（1984）*From Novice to Expert: Excellence and Power in Clinical Nursing Practice*. Menlo Park, CA: Addison-Wesley.

Bhabha, HK（2004）*The Location of Culture*. Abingdon: Routledge.

Bishop, V（2007）*Clinical Supervision in Practice*, 2nd edn. Basingstoke: Palgrave Macmillan.

Boase, C（2008）Digital Storytelling for Reflection and Engagement: A Study of the Uses and Potential of Digital Storytelling. Available at: http://resources.glos.ac.uk/shareddata/dms/766118A3BCD42A03921A19B460003

Bohinc, M and Gradisar, M（2003）Decision-Making Model for Nursing. *Journal of NursingAdministration*, 33（12）: 627-629.

Bolton, G（2014）*Reflective Practice: Writing and Professional Development*, 4th edn. Los Angeles, CA: SAGE.

Boud, D and Miller, N（1996）*Working with Experience: Animating Learning*. London: Routledge.

Boud, D, Keogh, R and Walker, D（eds）（1985）*Reflection: Turning Experience into Learning.London*: Kogan Page.

Brechin, A（2000）Introducing Critical Practice, in Brechin, A, Brown, H and Eby, A（eds）*Critical Practice in Health and Social Care*. London: SAGE, pp 25-47.

Brockbank, A and McGill, I（2007）*Facilitating Reflective Learning in Higher Education*, 2nd edn.Buckingham: Society for Research into Higher Education/

Open University Press.

Brookfield，S（2005）*The Power of Critical Theory for Adult Learning and Teaching.* Maidenhead：Open University Press.

Bulman，C and Schutz，S（eds）（2013）*Reflective Practice in Nursing*，5th edn. Oxford：Blackwell Science.

Carper，B（1978）Fundamental Patterns of Knowing in Nursing. *Advances in Nursing Science*，1（1）：13-23.

Cassidy，S（2009）Interpretation of Competence in Student Assessment. *Nursing Standard*，23（18）：39-46.

Chan，EA and Schwind，JK（2006）Two Teachers Reflect on Acquiring their Nursing Identity. *Reflective Practice*，7（3）：303-314.

Chirema，KD（2007）The Use of Reflective Journals in the Promotion of Reflection and Learning in Post-Registration Nursing Students. *Nurse Education Today*，27：192-202.

Chong，MC（2009）Is Reflective Practice a Useful Task for Student Nurses? *Asian Nursing Research*，3（3）：111-120.

Coleman，D and Willis，DS（2015）Reflective Writing：The Student Nurse' s Perspective on Reflective Writing and Poetry Writing. *Nurse Education Today*，35（7）：906-911.

Crabtree，BF（2003）Primary Care Practices are Full of Surprises. *Health Care Management Review*，28（3）：275-283.

Cronin，C and Hawthorne，C（2019）'Poetry in Motion' a Place in the Classroom：Using Poetry to Develop Writing Confidence and Reflective Skills. *Nurse Education Today*，76：73-77.

Curzon-Hobson，A（2002）A Pedagogy of Trust in Higher Learning. *Teaching in Higher Education*，7（3）：265-276.

Daley，B（2001）Learning in Clinical Nursing Practice. *Holistic Nursing Practice*，16（1）：43-54.

Dalton，D（2005）Dyslexics Should Not be Discriminated Against. *Nursing Standard*，19（36）：39.

Davidhizar, R and Lonser, G（2003）Storytelling as a Teaching Technique. *Nurse Educator*, 28（5）: 217-221.

Davis, N, Clark, AC, O' Brien, M, Plaice, C, Sumpton, K and Waugh, S（2011）*Learning Skills for Nursing Students*. Exeter: Learning Matters.

Dawber, C（2012）Reflective Practice Groups for Nurses: A Consultation Liaison Psychiatry Nursing Initiative: Part 1 -The Model. *International Journal of Mental Health Nursing*, 22（2）: 135-144.

Department of Health（1997）*The Caldicott Committee Report on the Review of Patient Identifiable Information*. London: HMSO.

Department of Health（2008）*A High Quality Workforce*. London: HMSO.

Department of Health（2009）*The NHS Constitution: Securing the NHS Today for Generationsto Come*. London: HMSO.

Department of Health（2012）*Compassion in Practice*. London: Department of Health.

Department of Health（2015）*A Consultation on Updating the NHS Constitution*. Available at: www.gov.uk/government/uploads/system/uploads/attachment_data/file/417637/Update_NHS_Constitution.pdf

Department of Health and NHS Commissioning Board（2012）*Compassion in Practice*. London: Department of Health. de Vries, J and Timmins, F（2016）Care Erosion in Hospitals: Problems in Reflective Nursing Practice and the Role of Cognitive Dissonance. *Nurse Education Today*, 38: 5-8.

Dewey, J（1933）. *How We Think: A Restatement of Reflective Thinking to the Educative Process*.Lexington, MA: D.C. Heath.

Dimonte, V, Luciani, M, Conti, A, Malinverni, E, Clari, M, Campagna, S and Garrino, L（2021）Nursing Students' Perspectives of Dance Movement Therapy to Learn Relational Skills: A Qualitative Description Study. *Nurse Education Today*, 97.

Dix, G and Hughes, SJ（2004）Strategies to Help Students Learn Effectively. *Nursing Standard*, 18（32）: 39-42.

Dominice, P（2000）*Learning from Ourselves*. San Francisco, CA: Jossey-Bass.

Driscoll，J（2007）*Practising Clinical Supervision：A Reflective Approach for Healthcare Professionals*，2nd edn. Edinburgh：Baillière-Tindall.

Edwards，S（2017）Reflecting Differently. New Dimensions：Reflection-Before-Action and Reflection-Beyond-Action. *International Practice Development Journal*，4（2）：1-14.

Ehrmann，G（2005）Managing the Aggressive Nursing Student. *Nurse Educator*，30（3）：98-100.

Ellis，P（2017）*Understanding Ethics for Nursing Students*，2nd edn. London：SAGE.

Ellis，P（2019）*Evidence-Based Practice in Nursing*，3rd edn. London：SAGE.

Eraut，M（2001）*Developing Professional Knowledge and Competence*，2nd edn. London：The Falmer Press.

Esterhuizen，P and Kooyman，A（2001）Empowering Moral Decision Making in Nurses. *Nurse Education Today*，21（8）：640-647.

Falconer，L（2011）Upload and Update. *Nursing Standard*，25（31）：26-27.

Farrell，G（2001）From Tall Poppies to Squashed Weeds. *Journal of Advanced Nursing*，35：26-33.

Faugier，J and Butterworth，T（1994）*Clinical Supervision：A Position Paper*. Manchester：University of Manchester.

Field，J（2006）*Lifelong Learning and the New Educational Order*，2nd edn. Stoke-on-Trent：Trentham Books.

Fischer-Rosenthal，W（2000）Biographical Work and Biographical Structuring in Present-Day Stories，in Chamberlayne，P，Bornat，J and Wengraf，T（eds）*The Turn to Biographical Methods in Social Science：Comparative Issues and Examples*. London：Routledge，pp 109-125.

Francis，R（2013）*Report of the Mid Staffordshire NHS Foundation Trust Public Inquiry：Executive Summary*. London：HMSO. Available at：www.midstaffspublicinquiry.com/sites/default/files/report/Executive%20summary.pdf

Freshwater，D（2000）Crosscurrents：Against Cultural Narration in Nursing. *Journal of Advanced Nursing*，32（2）：481-484.

Freshwater, D, Walsh, E and Esterhuizen, P (2007) Models of Effective and Reflective Teaching and Learning for Best Practice, in Bishop, V (ed.) *Clinical Supervision in Practice: Some Questions, Answers and Guidelines for Professionals in Health and Social Care*, 2nd edn.Basingstoke: Palgrave Macmillan

Gerow, L, Conejo, P, Alonzo, A, Davis, N, Rodgers, S and Williams Domian, E (2010) Creating a Curtain of Protection: Nurses' Experiences of Grief Following Patient Death. *Journal of Nursing Scholarship*, 42 (2): 122-129.

Ghaye, T and Lillyman, S (2010) *Reflection: Principles and Practice for Healthcare Professionals*, 2nd edn. Dinton: Quay Books/Mark Allen.

Gibbs, G (1988) *Learning by Doing: A Guide to Teaching and Learning Methods*, RP 391. London: FEU.

Glaze, JE (2001) Stages in Coming to Terms with Reflection: Student Advanced Nurse Practitioners' Perceptions of their Reflective Journeys. *Journal of Advanced Nursing*, 37 (3): 263-272.

Greenwood, TJN (2011) Professional Resource: Digital Storytelling in the Classroom: New Media Pathways to Literacy, Learning, and Creativity (2008). *Journal of Media Literacy Education*, 3 (2): 134-136.

Habermas, J (1971) *Knowledge and Human Interests*. London: Heinemann.

Hargreaves, J (1997) Using Patients: Exploring the Ethical Dimension of Reflective Practice in Nurse Education. *Journal of Advanced Nursing*, 25 (2): 223-228.

Hargreaves, J (2004) So How do you Feel About That? Assessing Reflective Practice. *Nurse Education Today*, 24 (3): 196-201.

Hawkins, P and Shohet, R (eds) (1989) *Supervision in the Helping Professions*. Philadelphia, PA: Open University Press.

Hawley, MP (2000) Nurse Comforting Strategies: Perceptions of Emergency Department Patients. *Clinical Nursing Research*, 9 (4): 441-459.

Hertz, R (ed.) (1997) *Reflexivity and Voice*. Thousand Oaks, CA: SAGE.

Hewitt, O (2014) A Survey of Experiences of Abuse. *Tizard Learning Disability*

Review, 19（3）: 122-129.

Hinchliff, S, Norman, S and Schober, J（2008）*Nursing Practice and Health Care: A Foundation Text*, 5th edn. London: Hodder Arnold. Holmes, J（2005）Notes on Mentalizing: Old Hat, or New Wine? *British Journal of Psychotherapy*, 22（2）: 179-197.

Horowitz, SA（2004）The Discovery and Loss of a 'Compelling Space': A Case Study in Adapting to a new Organisational Order, In Huffington, C, Armstrong, D, Halton, W, Hoyle, L and Pooley, J（eds）*Working Below the Surface: The Emotional life of ContemporaryOrganisations*. London: Karnac, pp 151-163.

Horsdal, M（2007）Therapy and Narratives of Self, In West, L, Alheit, P, Anderson, AS and Merill, B（eds）*Using Biographical and Life History Approaches in the Study of Adult andLifelong Learning: European Perspectives*. Frankfurt am Main: Peter Lang, pp 187-203.

Horsdal, M（2012）*Telling Lives: Exploring Dimensions of Narratives*. London: Routledge.

Howatson-Jones, L（2003）Difficulties in Clinical Supervision and Lifelong Learning. *Nursing Standard*, 17（37）: 37-41.

Howatson-Jones, L（2010）*Exploring the Learning of Nurses*. Unpublished PhD thesis. Canterbury Christ Church University/University of Kent, Canterbury.

Howatson-Jones, L（2015a）Ethical Aspects of Patient Assessment Dilemmas, in Howatson-Jones, L, Standing, M and Roberts, S（eds）*Patient Assessment and Care Planning in Nursing*, 2nd edn. London: SAGE, pp 108-120.

Howatson-Jones, L（2015b）Making Sense of Patient Information, in Howatson-Jones, L, Standing, M and Roberts, S（eds）*Patient Assessment and Care Planning in Nursing*, 2nd edn. London: SAGE, pp 33-50.

Howatson-Jones, L and Thurgate, C（2014）Biographical Learning: A Process for Recovering the Soul in Nursing, in Formenti, L, West, L and Horsdal, M（eds）*Embodied Narratives: Connecting Stories, Bodies, Cultures and Ecologies*. Odense: University Press of Southern Denmark, pp255-273.

Hunt, C and West, L（2007）*Salvaging the Self in Adult Learning: Auto/*

Biographical Perspectives from Teaching and Research. Paper presented at the Conference of the ESREA Network on Life History and Biography, Roskilde University, Denmark.

Hunter, LP (2002) Poetry as an Aesthetic Expression for Nursing: A Review. *Journal of Advanced Nursing*, 40 (2): 141-148.

Hurley, J and Linsley, P (2012) *Emotional Intelligence in Health and Social Care*. London: Radcliffe.

Hutchinson, M, Vickers, M, Jackson, D and Wilkes, L (2006) Workplace Bullying in Nursing: Towards a More Critical Organisational Perspective. *Nursing Inquiry*, 13 (2): 118-126.

Iedema, R (2011) Creating Safety by Strengthening Clinicians' Capacity for Reflexivity. *British Medical Journal Quality and Safety*, 20 (suppl 1): i83-i86.

Illeris, K (ed.) (2009) *Contemporary Theories of Learning: Learning Theorists in Their OwnWords*. London: Routledge.

Jack, K (2015) The Use of Poetry Writing in Nurse Education: An Evaluation. *Nurse Education Today*, 35 (9): e7-e10.

Jackson, JC, Santoro, J, Ely, TM, Boehm L, Kiehl, AL, Anderson, LS and Ely, EW (2014) Improving Patient Care Through the Prism of Psychology: Application of Maslow's Hierarchy to Sedation, Delirium and Early Mobility in the ICU. *Journal of Critical Care*, 29 (3): 438-444.

Jacques, D (2000) *Learning in Groups*, 3rd edn. London: Kogan Page.

Jarvis, P (2006) Towards a Comprehensive Theory of Human Learning. *Lifelong Learning and the Learning Society*, *Vol*. 1. London: Routledge.

Jarvis, P (2007) Globalisation, Lifelong Learning and the Learning Society: Sociological Perspectives. *Lifelong Learning and the Learning Society*, *Vol*. 2. London: Routledge.

Jarvis, P (2010) *Adult Education and Lifelong Learning: Theory and Practice*, 4th edn. New York: Routledge.

Jasper, M (2003) *Beginning Reflective Practice*. Cheltenham: Nelson Thornes.

Johns, C (1995) Framing Learning Through Reflection Within Carper's

Fundamental Ways of Knowing in Nursing. *Journal of Advanced Nursing*, 22: 226-234.

Johns, C (2010) *Guided Reflection: A Narrative Approach to Advancing Professional Practice*, 2nd edn. Chichester: Wiley-Blackwell.

Johns, C (2012) How Holistic are We? The Role of Narrative, Storytelling and Reflection in the Development of Holistic Practice. *European Journal of Cancer Care*, 21: 561-564.

Johns, C (2013) *Becoming a Reflective Practitioner*, 4th edn. Chichester: John Wiley.

Johns, C (2017) *Becoming a Reflective Practitioner*, 5th edn. Oxford: Wiley-Blackwell.

Johns, C and Freshwater, D (eds) (2005) *Transforming Nursing Through Reflective Practice*, 2nd edn. Oxford: Blackwell.

Jones, R (2019) *10 Tips for Using Social Media to Progress Your Career*. London: RCN. Available at: www.rcn.org.uk/magazines/bulletin/2019/january/10-top-tips-for-usingsocial-media.

Kolb, D (1984) *Experiential Learning: Experience as the Source of Learning and Development*. Englewood Cliffs, NJ: Prentice Hall. Available at: www.researchgate.net/publication/235701029_Experiential_Learning_Experience_as_the_Source_of_Learning_and_Development/link/00b7d52aa908562f9f000000/download

Kolb, AY and Kolb D (2013) The KOLB. Learning Style Inventory, Version 4.0: A Comprehensive Guide to the Theory, Psychometrics, Research on Validity and Educational Applications. *Experience Based Learning Systems*. Available at: https: //learningfromexperience.com/downloads/research-library/the-kolb-learning-styleinventory-4-0.pdf

Kozlowski, D (2002) Using Online Learning in a Traditional Face-to-Face Environment. *Computers in Nursing*, 20 (1): 23-30.

Lachman, VD (2016) Moral Resilience: Managing Moral Distress and Moral Residue. *MEDSURG Nursing*, 25 (2): 121-124.

Lee, NJ (2009) Using Group Reflection in an Action Research Study. *Nurse*

Researcher, 16（1）: 30-42.

Lee, EJ（2020）Authenticity Model of（Mass-Oriented）Computer Mediated Communication: Conceptual Explorations and Testable Propositions. *Journal of Computer-Mediated Communication*, 25（1）: 60-73.

Leyden, K, Campbell-Law, L, Nguyen, L and Piazza, MD（2018）Creative Reflections: How Students Find Meaning in Unexpected Clinical Experiences. *Journal of Comprehensive Nursing Research and Care*, 3: 131-136.

Lindsay, GM（2006）Constructing a Nursing Identity: Reflecting on and Reconstructing Experience. *Reflective Practice*, 7（1）: 59-72.

Loughran, JJ（2002）Effective Reflective Practice: In Search of Meaning in Learning About Teaching. *Journal of Teacher Education*, 53（1）: 33-43.

Lynch, L, Hancox, K, Happell, B and Parker, J（2008）*Clinical Supervision for Nurses*. Chichester: Wiley-Blackwell.

Mahon, P and O' Neill, M（2020）Through the Looking Glass: The Rabbit Hole of Reflective Practice. *British Journal of Nursing*, 29（13）: 777-783.

Maich, NM, Brown, B and Royle, J（2000）'Becoming' Through Reflection and Professional Portfolios: The Voice of Growth in Nurses. *Reflective Practice*, 1（3）: 309-324.

Available at: http: //ejournals.ebsco.com Manley, K, Sanders, K, Cardiff, S and Webster, J（2011）Effective Workplace Culture: The Attributes, Enabling Factors and Consequences of a New Concept. *International Practice Development Journal*, 1（2）: 1.

Manley, K, O' Keefe, H, Jackson, C, Pearce, J and Smith, S（2014）A Shared Purpose Framework to Deliver Person-Centred, Safe and Effective Care: Organisational Transformation Using Practice Development Methodology. *International Practice Development Journal*, 4（1）: 2. Available at: www.fons.org/Resources/Documents/Journal/Vol4No1/IPDJ_0401_02.pdf

Mason-Whitehead, E and Mason, T（2008）*Study Skills for Nurses*, 2nd edn. Los Angeles, CA: SAGE.

Matthews-DeNatale, G（2008）*Digital Story Telling: Tips and Resources*. Available at: http: //net.educause.edu/ir/library/pdf/ELI08167B.pdf

McAndrew, S and Roberts, D (2015) Reflection in Nurse Education: Promoting Deeper Thinking Through the Use of Painting. *Reflective Practice*, 16 (2): 206-217.

McCarthy, B, McCarthy, J, Trace, A and Grace, P (2016) Addressing Ethical Concerns Arising in Nursing and Midwifery Students' Reflective Assignments. *Nursing Ethics*, 1-13.

McCormack, B, Manley, K and Garbett, R (2004) *Practice Development in Nursing*. Oxford: Blackwell.

McCormack, B, Manley, K and Titchen, A (2013) *Practice Development in Nursing and Healthcare*, 2nd edn. Chichester: Wiley-Blackwell.

Milne, D (2009) *Evidence-Based Clinical Supervision: Principles and Practice.* Oxford: British Psychological Society and Blackwell.

Moon, J (2000) *Reflection in Learning and Professional Development: Theory and Practice*. London: Kogan Page.

Morton-Cooper, A and Palmer, A (2000) *Mentoring, Preceptorship and Clinical Supervision: A Guide to Professional Support Roles in Clinical Practice*, 2nd edn. Oxford: Blackwell.

Muir, N (2004) Clinical Decision-Making: Theory and Practice. *Nursing Standard*, 18 (36): 47-52.

Nåden, D and Eriksson, K (2000) The Phenomenon of Confirmation: An Aspect of Nursing as an Art. *International Journal for Human Caring*, 4 (3): 23-28.

Nåden, D and Eriksson, K (2002) Encounter: A Fundamental Category of Nursing as an Art. *International Journal for Human Caring*, 6 (1): 34-40.

Nåden, D and Eriksson, K (2004) Understanding the Importance of Values and Moral Attitudes in Nursing Care in Preserving Human Dignity. *Nursing Science Quarterly*, 17 (1): 86-91.

Nåden, D and Sæteren, B (2006) Cancer Patients' Perception of Being or Not Being Confirmed. *Nursing Ethics*, 13 (3): 222-235.

National Society for the Prevention of Cruelty to Children (NSPCC) (2018)

Gillick competency and Fraser Guidelines: Balancing Children's Rights with the Responsibility to Keep them Safe from Harm. NSPCC Knowledge and Information Services. Available at: https: //learning.nspcc.org.uk/media/1541/gillick-competency-factsheet.pdf (accessed 6 January 2019).

Newton, JM and Plummer, V (2009) Using Creativity to Encourage Reflection in Undergraduate Education. *Reflective Practice*, 10 (1): 67-76.

National Institute for Health and Care Excellence (NICE) (2012) *Clinical Guideline: Autism Spectrum Disorder in Adults: Diagnosis and Management*. Available at: www.nice.org.uk/guidance/cg142 (accessed 22 June 2022).

Nightingale, F (1969) *Notes on Nursing: What it is and What it is Not*. New York: Dover.

Nilsson, B, Nåden, D and Lindström, UÅ (2008) The Tune of Want in the Loneliness Melody -Loneliness Experienced by People with Serious Mental Suffering. *Scandinavian Journal of Caring Sciences*, 22 (2): 161-169.

Nursing and Midwifery Council (NMC) (2006) *Clinical Supervision*. London: NMC. Available at: www.nmc-uk.org/aFrameDisplay.aspx?DocumentID=1558

Nursing and Midwifery Council (2012) *Social Networking Sites*. Available at: www.nmc-uk.org/Nurses-and-midwives/Advice-by-topic/A/Advice/Social-networking-sites Nursing and Midwifery Council (2017) *Revalidation: How to Revalidate with the NMC Requirements for Renewing Your Registration*. London: NMC.

Nursing and Midwifery Council (2018a) *Future Nurse: Standards of Proficiency for Registered Nurses*. London: NMC.

Nursing and Midwifery Council (2018b) *The Code: Professional Standards of Practice and Behaviour for Nurses and Midwives*. London: NMC.

Nursing and Midwifery Council (2019) *How to Revalidate with the NMC: Requirements for Renewing Your Registration*. London: NMC.

Nursing and Midwifery Council (2019) *Social Media Guidance: Our Guidance on the Use of Social Media*. London: NMC. www.nmc.org.uk/standards/guidance/social-mediaguidance/

Ohler, J (2008) *Digital Storytelling in the Classroom: New Media Pathways to*

Literacy, *Learningand Creativity*. Thousand Oaks, CA: Corwin Press.

Olasoji, M, Plummer, V and Cross, W (2021) Strategies for Implementing Consumer Involvement in Nursing Handover on Acute Mental Health In-Patient Units. *Issues in Mental Health Nursing*, 42 (10): 951-959.

Ousey, K and Johnson, M (2007) Being a Real Nurse: Concepts of Caring and Culture in the Clinical Areas. *Nurse Education in Practice*, 7 (3): 150-155.

Padykula, BM (2017) RN-BS Students' Reports of their Self-Care and Health-Promotion Practices in a Holistic Nursing Course. *Journal of Holistic Nursing*, 35 (3): 221-246.

Palmer, A, Burns, S and Bulman, C (1994) *Reflective Practice in Nursing: The Growth of the Professional Practitioner.* Oxford: Blackwell Scientific.

Parse, RR (2004) A Human Becoming Teaching-Learning Model. *Nursing Science Quarterly*, 17 (1): 33-35.

Pavill, B (2011) Fostering Creativity in Nursing Students: A Blending of Nursing and the Arts. *Holistic Nursing Practice*, 25: 17-25.

Percival, J (2001) Know Your Enemy. *Nursing Standard*, 15 (35): 24-25.

Petty, G (2014) *Teaching Today: A Practical Guide*, 5th edn. Oxford: Oxford University Press.

Phelan, A, Barlow, C and Iversen, S (2006) Occasioning Learning in the Workplace: The Case of Interprofessional Peer Collaboration. *Journal of Interprofessional Care*, 20 (4): 415-424.

Picard, C (1995) Images of Caring in Nursing and Dance. *Journal of Holistic Nursing*, 13 (4): 323-331.

Pickersgill, F (2015) It is an Enormous Privilege to be with People at the End of Life. *Nursing Standard*, 29 (27): 64-65.

Pierson, W (1998) Reflection and Nursing Education. *Journal of Advanced Nursing*, 27: 165-170.

Price, B (2008) The Intelligent Workforce. *Nursing Management*, 15 (5): 28-33.

Proctor, B (1986) Supervision: A Co-Operative Exercise in Accountability, in Markham, M and Payne, M (eds) *Enabling and Ensuring.* Leicester: National

Youth Bureau for Education in Youth and Community Work，pp 21-23.

Quality Assurance Agency（QAA）（2014）*The UK Quality Code for Higher Education*. Available at：www.qaa.ac.uk/publications/information-and-guidance/publication?PubID=181#.VVXlUGpwZdh

Ranse，K and Grealish，L（2007）Nursing Students' Perceptions of Learning in the Clinical Setting of the Dedicated Education Unit. *Journal of Advanced Nursing*, 58(2): 171-179.

Rawson，R（2021）How to Integrate into a Clinical Placement Team：Tips on Preparing Well and Staying Focused to Improve Your Chances of a Positive Placement. *Nursing Standard*，July. https：//rcni.com/nursing-standard/students/clinical-placements/howto-integrate-a-clinical-placement-team-175976

Reed，S（2015）*Successful Professional Portfolios for Nursing Students*，2nd edn. London：SAGE/Learning Matters.

Richardson，L（1997）*Fields of Play*：*Constructing an ACADEMIC LIFE*. New Brunswick，NJ：Rutgers University Press.

Rogers，C and Freiberg，HJ（1994）*Freedom to Learn*，3rd edn. New York：Macmillan College.

Rolfe，G（ed.）（2011）*Critical Reflection in Practice*：*Generating Knowledge for Caring*，2nd edn. Basingstoke：Palgrave.

Royal College of Nursing（RCN）（2009）*Legal Advice for RCN Members Using the Internet*. London：RCN. Available at：www.rcn.org.uk/data/assets/pdf_file/0008/272195/003557.pdf

Royal College of Nursing（2011）*Social Networking and Nursing*. Available at：www.rcn. org.uk/newsevents/congress/congress_2011/congress_2011_agenda/9._social_networking_and_nursing Royal College of Nursing（RCN）（2019）RCN Social Media Policy 2019. London：RCN.

Ruyak，S，Wright，M and Levi，A（2017）Simulation to Meet Curricular Needs in Ethics. *Clinical Simulation in Nursing*，13（3）：121-126.

Scanlan，J and Chernomas，W（1997）Developing the Reflective Teacher. *Journal of Advanced Nursing*，25（6）：1138-1143.

Schmidt, NA (2008) Guided Imagery as Internally Orientated Self-Care: A Nursing Case. *Self-care, Dependent-care and Nursing*, 16 (1): 41-48.

Schön, D (1987) *Educating the Reflective Practitioner: Toward a New Design for Teaching and Learning in the Professions*. San Francisco, CA: Jossey-Bass.

Schön, D (1991) *The Reflective Practitioner: How Professionals Think in Action*. Farnham: Arena, Ashgate.

Schön, D (2009) *The Reflective Practitioner: How Professionals Think in Action*. Farnham: Arena, Ashgate.

Sennett, R (2008) *The Craftsman*. London: Allen Lane/Penguin Books.

Smeda, N, Dakich, E and Sharda, N (2014) The Effectiveness of Digital Storytelling in the Classrooms: A Comprehensive Study. *Smart Learning Environments*, 1: 6. https://slejournal.springeropen.com/track/pdf/10.1186/s40561-014-0006-3.pdf

Smith, A and Jack, K (2005) Reflective Practice: A Meaningful Task for Students. *Nursing Standard*, 19 (26): 33-37.

Standing, M (2020) *Clinical Judgement and Decision-Making for Nursing Students*, 4th edn. London: SAGE.

Steenfeldt, VO, Therkildsen, M and Lind, J (2019) Nursing Students' Experiences of a Challenging Course: A Photo-Elicitation Study. *Nurse Education Today*, 76: 31-37.

Stein, JP, Koban, K, Joos, S and Ohler, P (2020) Worth the Effort? Comparing Different YouTube Vlog Production Styles in Terms of Viewers' Identification, Parasocial Response, Immersion, and Enjoyment. *Psychology of Aesthetics, Creativity, and the Arts*. Advance online publication. https://psycnet.apa.org/record/2020-90013-001

Stephenson, S and Holm, D (1994) Reflection: A Student's Perspective. In Palmer, A, Burns, S and Bulman, C (eds) *Reflective Practice in Nursing: The Growth of the Professional Practitioner*. Oxford: Blackwell Science, p137.

Stevens, DD and Cooper, JE (2009) *Reflection and Learning from Experience in Journal Keeping: How to Use Reflective Writing for Learning, Teaching,*

Professional Insight and Positive Change. Sterling, VA: Stylus.

Sully, P and Dallas, J (2010) *Essential Communication Skills for Nursing and Midwifery*, 2nd edn. Edinburgh: Elsevier Mosby.

Tappen, RM, Weiss, SA and Whitehead, DK (2010) *Essentials of Nursing Leadership andManagement*, 5th edn. Philadelphia, PA: FA Davis.

Taylor, B (2010) *Reflective Practice for Healthcare Professionals*, 3rd edn. Maidenhead: Open University Press.

Taylor, JA, Sims, J and Hill, H (2015) Reflective Practice and its Relationship to Mindfulness, Situation/Movement Awareness and Person-Centredness During Mobility Care in Nursing Homes: A Discussion Paper. *Reflective Practice*, 16(4): 449-458.

Thobaben, M (2007) Horizontal Workplace Violence. *Home Care Management and Practice*, 20: 82-83

Thompson, C and Dowding, D (eds) (2002) *Clinical Decision-Making and Judgement in Nursing*. Edinburgh: Churchill Livingstone.

Thorndycraft, B and McCabe, J (2008) The Challenge of Working with Staff Groups in the Caring Professions: The Importance of the 'Team Development and Reflective Practice Group'. *British Journal of Psychotherapy*, 24 (2): 167-182.

Titchen, A, McGinley, M and McCormack, B (2004) Blending Self-Knowledge and Professional Knowledge, in Higgs, J, Richardson, B and Abrandt Dahlgren, M (eds) *Developing Practice Knowledge for Health Professionals*. Edinburgh: Butterworth Heinemann, pp 107-126.

Turkel, MC, Watson, J and Giovannoni, J (2018) Caring Science or Science of Caring. *Nursing Science Quarterly*, 31 (1): 66-67.

Twibell, R and Townsend, T (2011) Trust in the Workplace: Build it, Break it, Mend it. *American Nurse Journal*, 6 (11). Avaiable at: www.myamericannurse.com/trust-in-theworkplace-build-it-break-it-mend-it/ (accessed 7 December 2021).

United Kingdom Central Council (UKCC) for Nursing, Midwifery and Health Visiting (1994) The Future of Professional Practice: The Council's Standard for Education and Practice Following Registration. London: UKCC.

van Boven, L, White, K, Kamada, A and Gilovich, T (2003) Intuitions About Situational Correction in Self and Others. *Journal of Personality and Social Psychology*, 85 (2): 249-258.

van Ooijen, E (2013) *Clinical Supervision Made Easy*, 2nd edn. Monmouth: PCCS Books.

Watson, J (1988) *Nursing: Human Science and Human Care: A Theory of Nursing.* New York: National League for Nursing.

Watson, J (2008) *Nursing: The Philosophy and Science of Caring*, revised edn. Boulder, CO: University Press of Colorado.

Webster, D (2009) Promoting Empathy Through a Creative Reflective Teaching Strategy: A Mixed-Method Study. *Journal of Nursing Education*, 49 (2): 87-94.

West, L (2001) *Doctors on the Edge: General Practitioners' Health and Learning in the Inner City.* London: Free Associates Books.

West, L, Alheit, P, Anderson, AS and Merill, B (eds) (2007) *Using Biographical and Life History Approaches in the Study of Adult and Lifelong Learning: European Perspectives.* Frankfurt am Main: Peter Lang.

Williamson, GR, Kane, A, Plowright, H, Bunce, J, Clarke, D and Jamison, C (2020) 'Thinking Like a Nurse'. Changing the Culture of Nursing Students' Clinical Learning: Implementing Collaborative Learning in Practice. *Nurse Education in Practice*, 43 (February): article 102706.

Willis, P (2015) *Raising the Bar. Shape of Caring: A review of the Future Education and Training of Registered Nurses and Care Assistants. HEE in association with the NMC.* Available at: http://hee.nhs.uk/2015/03/12/the-shape-of-caring-review-report-published

Wiman, E and Wikblad, K (2004) Caring and Uncaring Encounters in Nursing in an Emergency Department. *Journal of Clinical Nursing*, 13 (4): 422-429.

Winnicott, DW (1965) *The Maturational Processes and the Facilitating Environment: Studies in the Theory of Emotional Development.* London: Karnac and the Institute of Psycho-Analysis.

Xu, Y and Davidhizar, R (2005) Intercultural Communication in Nursing Education: When Asian Students and American Faculty Converge. *Journal of Nursing Education*, 44 (5): 209-215.

Zander, PE (2007) Ways of Knowing in Nursing: The Historical Evolution of a Concept. *Journal of Theory Construction and Testing*, 11 (1): 7-11.

图书在版编目（CIP）数据

护理反思性实践：原书第5版 /（英）菲利普·埃斯特赫伊岑（Philip Esterhuizen）著；甘秀妮，李冬雪译. --重庆：重庆大学出版社，2025.8. --（护理实践与转化译丛）. --ISBN 978-7-5689-5290-3

Ⅰ. R47

中国国家版本馆CIP数据核字第20253D21J1号

护理反思性实践（原书第5版）
HULI FANSIXING SHIJIAN（YUANSHU DI 5 BAN）

［英］菲利普·埃斯特赫伊岑　著
甘秀妮　李冬雪　主译

策划编辑：胡　斌
责任编辑：张红梅　　版式设计：胡　斌
责任校对：王　倩　　责任印制：张　策

重庆大学出版社出版发行
社址：重庆市沙坪坝区大学城西路21号
邮编：401331
电话：（023）88617190　88617185（中小学）
传真：（023）88617186　88617166
网址：http：//www.cqup.com.cn
邮箱：fxk@cqup.com.cn（营销中心）
全国新华书店经销
重庆市正前方彩色印刷有限公司印刷

开本：720mm × 1020mm　1/16　印张：18.5　字数：297千
2025年8月第1版　　2025年8月第1次印刷
ISBN 978-7-5689-5290-3　　定价：68.00元

Reflective Practice in Nursing (Fifth Edition), by Philip Esterhuizen.

版贸核渝字（2024）第 147 号